Karl- H. Volkmann

Der Magen muss raus

Bei der Gastrektomie
wird der Magen ganz entfernt.

wie geht's jetzt weiter?

Eine wahre Begebenheit

1. Auflage August 2023
Impressum
Texte: © Copyright by Karl- H. Volkmann
Umschlag: © Copyright by Karl- H. Volkmann

Mein Dank,
gilt allen Mediziner/innen, Pflegepersonal, und Mitarbeiter/innen des Marienhospitals Lünen, die mein Leben um einige Jahre verlängert haben. Hiermit erfülle ich ein Versprechen an Frau S.: "Wenn es gut wird, schreibe ich darüber ein Buch."

Hinweis zum Buch
Nachdem ich im Jahre 2021, über meine Frau, ihre Brustkrebserkrankung und ihren weiteren Verlauf, mit dem Titel: „Ich will nur leben", als wahre Begebenheit geschrieben habe, hoffte ich, damit das Kapitel *Krebs* abschließen zu können. Aber, da hatte

ich mich gewaltig in ihm getäuscht. Jetzt hat dieser verdammte Krebs auch mich noch befallen. Seit einigen frühen Aufenthalten seit Mai 2011, im selben Krankenhaus, hat Corona viel verändert. Wenn es vorher möglich war, durch das Gesicht sich den Namen einer Person zu merken, begann jetzt mit Corona, durchs Tragen der Maske ein großes Namenraten. Ich konnte ich mich nur an Augen und Körperstatur orientieren. Trotzdem fragte ich mich sehr oft: „Wer steckt wohl hinter dieser oder jener Maske?" In der Zeit 2022, bei zwei meiner Aufenthalte, lernte ich ungefähr 100 Personen kennen, oder die Augen. Aus Gründen des Datenschutzes nenne ich hier im Buch keinen konkreten Namen und verwende als Ersatz nur Buchstaben und andere Kürzel. Da dem normalen Laien medizinische Fachbegriffe, oft wie ein „Böhmisches Dorf", vorkommen, bemühe ich mich um eine verständlichere Darstellung. Ich konnte die Entwicklung leider nicht voraussehen, sonst hätte ich mir von Anfang an Notizen gemacht. Alles, was ich schreibe, geschieht aus der Erinnerung.

Mein Schreibstil ist schlicht und einfach, ich schreibe, was mir aus der Erinnerung einfällt. Danach korrigiere ich das Buch meist nur einmal, ohne Lektor oder andere Kontrollen. Solltest du einen oder mehrere Fehler entdecken, sei großzügig und ignoriere ihn.

Prolog

Seit einigen Jahren bestreite ich mein Leben nach drei selbstgesetzten, wichtigen Vorsätzen. Voraussetzung brachte mir mein fortgeschrittenes Alter und eine langjährige Erfahrung: Lüge nie, und du wirst dich niemals versprechen. Wer lügt, soll ein ausgezeichnetes Gedächtnis haben!

Sei nett und lächle in die Welt, sie lacht zurück.
Bist du unfreundlich, rechne mit gleicher Reaktion.

Nimm keine fremde Hilfe an, dann musst du dich für nichts bedanken. Ohne fremde Unterstützung haben meine Frau und ich, fast alles erreicht, was wir vom Leben wollten, oder das Leben von uns verlangte.

Und das war auch gut so.

Aber, was nützen dir die besten Vorsätze, wenn eine Krankheit, dich plötzlich aus den Pantoffeln kippt? Wenn irgendwo eine Krankheit verteilt wurde, war ich in den letzten zehn Jahren immer dabei. Meine beiden Knie wurden durch Prothesen ersetzt.

Danach kamen zwei Schlaganfälle, eine Rückenoperation, und diverse Kleinigkeiten, die oft schon mit kurzen Klinikaufenthalten behoben wurden.

Aber diese neue, aktuelle Krankheit stand bei mir in der nächsten Zeit nie auf dem Plan.

Einer Tabelle aus dem Jahre 2021 entnahm ich, dass die aktuelle Lebenserwartung bei Frauen dreiundachtzig und bei Männern achtundsiebzig Jahre durchschnittlich betrug. Damit hatte ich bei meinem aktuellen Alter von achtzig Jahren das Verfallsdatum übersehen, und das Durchschnittsalter schon leicht überschritten. Da würde ich aktuell das älteste Mitglied der Stammbäume unserer beiden Familien sein.

Aus dem Grunde oder aus einem Scherz heraus, hatte ich mir ernsthaft vorgenommen, im kommenden September mehr als achtzig Jahre alt zu werden.

Außerdem konnte ich mit Genugtuung errechnen, dass ich bis jetzt schon wesentlich mehr, als den zweieinhalbfachen Betrag herausbekommen, als ich an Altersrente eingezahlt hatte.

Also war ich trotz Allem ein Glückskind.
Ich wurde älter als mein Schwiegervater und Vater, die uns mit dreiundsechzig Jahren beide verließen.

Soviel ich weiß, waren zwei Tanten der Familien die beiden ältesten Personen, im weiteren Umfeld. Hannelores Patentante Erna in England, starb 2020 im Alter von erstaunlichen sechsundneunzig Jahren. Und Tante Olga, eine andere Tante Hannelores, lebt

in Schleswig-Holstein, und ist aktuell älter geworden. Sie geht langsam schon auf die Einhundert Jahre zu. Wie Hannelores Eltern stammen diese beiden Tanten auch aus Königsberg in Ostpreußen. Im Scherz sagt man, sie stammten vom uralten, ostpreußischen Landadel ab. Außerdem wurde dem Ostpreußen-Stamm, immer nachgesagt, dass sie alle sehr hart im Nehmen und aus diesem Grunde unkaputbar seien. Aus dem Grunde hatte ich vor Jahren meiner Frau Hannelore im Scherz versprochen, einhundertsechs Jahre mindestens alt zu werden. Damit sie mit mir und einigen engeren Freunden, gemeinsam ihren einhundertsten Geburtstag feiern.
Toi, Toi, Toi!

Nach dem zweiten Schlaganfall im September 2016 hat sich mein Tagesverlauf stark verändert. Wenn ich vorher, normal bis zu acht Stunden schlief, kann ich jetzt zehn bis zwölf Stunden oder länger durchschlafen. Wenn der Schlaf einmal kürzer ausfällt, benötigte ich dafür eine etwas längere Pause als Ersatz, von ein bis zwei Stunden am Nachmittag. Vor den Schlaganfällen, wogen meine Fleischportionen bis zu zweihundert Gramm, die nun auf fünfzig bis achtzig Gramm von mir reduziert wurden. Mehr verträgt mein Körper heute nicht mehr.

Erstes Buch

Diagnose

28.06. bis 22.07.2022

Kapitel 01

Juni zwanzigzweiundzwanzig. Den Vormittag hatte ich sinnlos verplempert. Ein hoffnungsvoller Blick aus dem Fenster konnte meine Stimmung auch nicht wesentlich aufbessern. Jetzt am Nachmittag, war es für die Tageszeit viel zu dunkel, der Himmel zeigte sich Wolkenverhangen und diesig.
Inzwischen begann es sogar leicht zu nieseln.

„Da brüllt dein Löwe Balou", rief ich meiner Frau zu, die gerade ihre neuesten eMails überprüfte.

Sie antwortete mir laut lachend: „Der war vorhin schon da. Ist er jetzt alleine?"

Das Gespräch betraf die beiden Hunde unserer Vermieterin, den Minimalteser Rüden Balou und die süße Eleni, eine Chihuahua Hündin.

Nachdem wir in 2000 unser Haus verkauften, (lese den Tatsachenbericht: >Ich will nur Leben<) sollte es einen neuen Weg für den Rest unseres Lebens geben. Von 2001 waren wir mit dem Caravan rund vier bis sechs Monate jährlich in Europa unterwegs. Wir bezogen danach eine, für uns zu große Mietwohnung von 125 Quadratmetern in der ersten Etage. Nach drei Jahren hatten wir das Glück, in die kleinere Souterrainwohnung, von achtzig Quadratmetern mit großer Terrasse im gleichen Haus zu wechseln.

Unsere Vermieterin hatte vorher schon immer Hunde. Bei unserem Einzug lernten wir zuerst die braune Bobtailhündin Mandy kennen, die leider nicht mehr lange lebte. Ihr folgte die weiße Bobtailhündin Feh, mit sagenhaften, hellblauen Augen. Das Tier begann mit einer Sitte, die sich bis heute bei ihren Nachfolgern fortgesetzt hat. Sobald sie sich im frei Garten bewegte, erschien sie am Geländer unserer Terrasse, bellte nur zwei bis drei Mal, und wartete, bis einer von uns erschien, und ihr ein Leckerlies durch den Zaun schob. Danach watschelte sie behäbig zu irgendeinem Ort in dem ausgedehnten Garten, und der Vorgang wurde bald zur Tradition. Nach ihrem Ableben übernahmen die beiden Nachfolger Balou und Elenie die Tradition. Anführer der beiden ist zweifelsfrei Balou, wenn er kommt, dann bellt er solange, bis Hannelore sich gezeigt hat und ihm in aller Ruhe erklärt: „Jetzt sei aber ruhig! Warte, ich hol dir das Leckerchen."

Es schien, als wenn er sie verstünde.

Sollte Balou allein gekommen sein, fragt Hannelore ihn: „Wo hast du Elenie gelassen?" Oft dreht er sich um und bellt, manchmal erscheint seine auch die Freundin zusammen mit ihm, und jeder bekommt seinen Anteil.

Wenn sich die beiden am Nachmittag das zweite Mal melden, was oft genug vorkommt, wird ihnen von Hannelore die Meinung gegeigt: „Nein, es gibt nichts mehr, Ihr wart heute schon hier. Geht jetzt, aber hurtig und noch Tschüss."

Beide stutzen dann kurz, aber auf das Wort *Tschüss* reagieren sie immer und sofort. Dann drehen sie sich beleidigt um, und verschwinden in den Büschen.

Am nächsten Morgen erscheinen sie wie immer, und das gleiche Ritual begann wie am Vortag.

Vorher hatte immer nur Balou gebellt, Elenie stand dann neben ihm, als wenn sie stumm wäre. Aber wenn sie allein erscheint, bellt sie auch.

Plötzlich fiel der Regen in dicken Tropfen. Wir hatten wohl damit gerechnet, aber nicht mit der Menge. Bis September 2016 waren wir auf den Reisen in der ganzen Zeit, besseres Wetter außerhalb gewohnt. Der Campingplatz Torre la Sal 2 bei Oropesa in Spanien war inzwischen unsere zweite Heimat geworden. Vom Anfang März bis Ende Juni verbrachten wir vier Monate im Frühling und von Ende August bis Ende Oktober, zwei Monate in unserem Caravan auf dem Campingplatz. Bei angenehmer Temperatur erfreuten wir uns fast die ganze Zeit über gleichmäßige, trockene Wärme um dreißig Grad, und das sogar wochenlang, durchgehend mit Sonne, und ohne einen einzigen Tropfen Regen.

Und wie war es in der Zeit hier bei uns?

Das Wetter wechselte sprunghaft, von einem Tag von angenehmer Kühle, zu Tagen mit irrsinnig heißen, vor allem aber schwülen Wochen. Egal wie es war, dieser ständige Wechsel war nicht angenehm. Nach meinem zweiten Schlaganfall konnten wir uns die weite Reise nach Spanien, gesundheitlich nicht mehr erlauben.

Also waren wir jetzt nur auf die Wohnung, hier in Deutschland angewiesen.

Nach mehreren Versuchen, jetzt etwas mehr Sinn in den tristen Tagesablauf zu bringen, brach ich die gut gemeinten Vorsätze ab, etwas zu unternehmen. Ich resignierte und entschied ich mich zu duschen. Unter der Dusche bekam ich plötzlich einen großen Schreck, der mir den Rest des Nachmittags verdarb. Für mich, blieb, aus unerklärlichen Gründen noch bis heute unvermutet die Luft weg. Ich schaffte es gerade noch, aus der Dusche zu steigen, um mich abzutrocknen. Mit größter Mühe kroch ich dann ins Wohnzimmer. Auf dem Weg dorthin hielt ich mich an irgendeinem Teil der Möbel fest, und versuchte krampfhaft, nach und nach wieder Luft zu bekommen. Mein schmerzhaftes Martyrium dauerte ungefähr vierzig Minuten, mir erschien es unendlich lange.

Als es mir endlich etwas besserging, ließ ich mich in einen Sessel fallen und erholte mich von dem

Schock. Die restliche Zeit des Tages verbrachte ich schlafend im Bett, um mich etwas zu entspannen. Am nächsten Tag fragte ich bei unserem Hausarzt um einen Termin nach. Leider war er zu der Zeit noch drei Tage im Urlaub. Deshalb konnte ich ihn erst in der nächsten Woche aufsuchen.

Das war Mitte Juni zweiundzwanzig.

Nach der intensiven Untersuchung mit EKG und anderen Maßnahmen mit allem Drum und Dran, erklärte mir der Arzt mit ernster Miene: „Leider, oder zu Ihrem Glück kann ich bei Ihnen im Moment nichts finden. Aber es ist wohl besser, wenn ich Sie zu weiteren Kontrollen ins Krankenhaus einweise."

Gesagt, getan.

Nach einem längeren und klärenden Telefonat mit einer Sekretärin des Marienhospitals bekam ich von ihr die folgenden Instruktionen: „Nach der Beschreibung von Ihnen, kommen Sie, bis zur Klärung des Krankheitsbildes erst auf die Station B4 - Innere Abteilung. Dort wird man feststellen, was Ihnen effektiv fehlt. Wegen der Corona- Pandemie müssen Sie zuerst, am 24.07.22 zum PCR- Test. Sie finden den Raum in dem Gebäude, rechts neben dem Kolosseum, gegenüber von unserem Haupteingang. Noch vor wenigen Jahren wohnte ein Teil unserer Schwestern in dem Haus. Bis zum Antrittstermin am 28.07.22, halten Sie sich bitte in Quarantäne nur in

Ihrer Wohnung auf. Verzichten Sie auf jeden fremden Kontakt. Rufen Sie bitte einen Tag vorher die Station B 4, unter dieser Nummer an. Unsere Stationsschwester wird Ihnen sagen, wann genau Sie dorthin kommen sollen. Vor der Aufnahme wird noch geprüft, ob Sie negativ sind. Bis dahin wünsche ich Ihnen noch viel Gesundheit und alles Gute."
Danach gab sie mir noch die Telefonnummer der Station durch.

* * *

Kapitel 02

Am 28.07.2022 rief Hannelore früh am Morgen auf der Station B 4 an. Die Schwester bestellte mich darauf für den zweiten August um zwölf Uhr.

Hannelore brachte mich mit dem Auto zur Klinik. Sie kennt den Weg dorthin in und auswendig, weil sie alle vier Wochen für eine Chemo- Behandlung in die Brustklinik fahren muss. Natürlich weiß sie, dass sie vorher immer den Corona Test machen muss.

Die Kontrollen an der Teststelle vor dem Kolosseum dauerten immer sehr lange, weil man eine gewisse Zeit auf den Befund warten musste. Die Bezeichnung Kolosseum bekam das Gebäude, weil es wie das Kolosseum in Rom halbrund, gebaut wurde.

Deshalb bat ich Hannelore: „Bleib jetzt doch lieber draußen. Du musst nicht mit reinkommen. Du weißt doch, wie lange es dauert bis alles geregelt ist. Die Aufnahmeformalitäten dauern oft viel länger als eine halbe Ewigkeit. Bis ich endlich auf dem Zimmer bin, vergeht auch viel Zeit. Die paar Klamotten kann ich auch selber in den Schrank einräumen. Ich rufe dich an, und solltest du Lust haben, kannst du am Nachmittag noch kurz kommen. Bring dann bitte die Telefon- und TV Karte von der Rezeption unten mit."

Am Haupteingang wurden alle Patienten und jeder Besucher genau gecheckt, und eine Liste vom Kontrolleur genau überprüft. Der stellte dann fest, dass mein Test negativ war. Aufgrund des Bescheids durfte er mich hereinlassen.

Die Anmeldeprozedur an der Rezeption, im ersten Stock, dauerte fast eine halbe Stunde. Neben der Aufnahme meiner persönlichen Daten, erstellte die Dame den üblichen Papierkram, mit einer Seite Aufkleber, die auf den Dienst hinwiesen.

Erst danach durfte ich auf die Station.
Durch den Anruf vom Vormittag war man informiert und alles für die Aufnahme vorbereitet. Eine Krankenschwester führte mich in den Zweibettraum.

Nachdem ich einen ausführlichen Blick durch den ganzen Raum schweifen ließ, war ich erstaunt. Zum letzten Mal war ich 2017 hier im Marienhospital. Ich versuchte, mich an die Einrichtungen der Zimmer früher hier im Haus zu erinnern. Damals waren sie meist immer in dunkelbraune Farbtöne gehalten, unfreundlich und manchmal sogar sehr eng. Es standen immer drei Betten in einer Reihe nebeneinander. Bei einem Notfall wurde oft sogar ein viertes Bett quer vor die Wand geschoben.

Jetzt war alles viel freundlicher.
Zum besseren Rangieren der breiten Betten war jetzt eine Wand mit 45° auf die Türbreite versetzt.

Als ich das Bad betrat, war ich von der sinnvollen Gestaltung überrascht und fast schon begeistert. Die beiden Wände im Bereich der Dusche waren in anthrazit gehalten, und der Rest, passend in anderen Farben etwas heller dazu abgestimmt. Waschbecken und WC besaßen entsprechende Breiten, damit sich die Patienten etwas großzügiger bewegen und reinigen können. Die altmodischen Duschtassen, wie früher üblich, waren durch Bodenabläufe ersetzt und wechselweise, durchgängig helldunkel gefliest.

Vielleicht hätte ich eine optische Änderung, etwas freundlicher vorgenommen. Aber das wäre reine Geschmackssache. Wie uns der Volksmund in den Mund legt, kann man über Geschmack nicht streiten.

Zurück im Krankenzimmer, hatte ich freie Bettwahl, wenn die Möglichkeit bestand, bevorzuge ich gerne das Bett am Fenster.

Während des letzten Aufenthalts im Jahr 2017, beim zweiten Schlaganfall, hatte sich in den Räumen einiges mehr in der Haustechnik verändert. Damals hingen die Fernsehgeräte oben an der Wand. Jeder Patient bekam gegen eine kleine Gebühr Kopfhörer. Jetzt gab es kleinere Fernsehkombinationen mit Telefon an jedem Bett. Damals mussten sich die Patienten darauf einigen, welches Programm man gemeinsam ansehen wollte. Besonders schlimm war es, wenn bei einem Notfall noch ein viertes Bett im Zimmer erforderlich wurde. Zudem gab es oft Streit zwischen den Patienten, was man sehen wollte. Es war vorher nicht zu sehen, wer schließlich siegte. Intellekt oder Gewalt?

Wer dann verlor, hatte die Arschkarte gezogen. Der Vorteil damals war aber, dass es nicht einen Cent kostete. Es bestand aber die Möglichkeit, sich einen eigenen kleinen Fernseher mit Kopfhörer ans Bett zu stellen. Der für eine längere Behandlung bleiben musste, und so ein Gerät besaß, nutzte diese Möglichkeit.

Jetzt kostet so eine kombinierte TV- und Telefon-Karte, täglich vier Euro, und wird nach drei Wochen auf zwei Euro reduziert. Die Nutzung des Telefons war durch eine günstige Flatrate sinnvoll, aber die Patienten, die ein Handy besaßen, nutzten lieber dieses.

Zusätzlich hatte sich die Klinikverwaltung in dieser Zeit eine dicke Überraschung für die Patienten ausgedacht. Die Stationen sechs und sieben wurden umgebaut, der Umbau wird wahrscheinlich Monate dauern. Der große Nachteil war dann, dass man die Patienten von morgens sieben Uhr bis nachmittags um vier mit der sanften Musik eines Presslufthammers berieselte. Kaum hatte ich die persönlichen Sachen und Garderobe in den Schrank geräumt, begann neben der harmonischen Musik des Pressluftkonzerts, der mir zusätzlich zum normalen Gespräch mit der Verständigung große Probleme bereitet wurde. Dazu muss ich erklären, aufgrund des Alters war neben dem Verlust fast aller Zähne auch etwas Verlust an Gehör verlor.

Zwei junge Schwestern waren ins Zimmer getreten. An ihren zierlichen Figuren schätzte ich sie jung ein. Ihren Gesichtern war nicht anzusehen, wie alt sie sein könnten, da sie ihre zarten Gesichter mit den FFP2-Masken verdeckten. Wir Patienten konnten uns auf den Zimmern frei und vollkommen ohne Maske bewegen. Sobald wir aber das Zimmer verließen und den Flur betraten, war es die Pflicht, die vorgeschriebenen FFP2-Masken zu tragen. Die

Ärzte und das Pflegepersonal trugen immer und überall eine Maske.

„Guten Tag, Herr Volkmann. Wir sind X und Y, und müssen mit Ihnen eine Anamnese aufnehmen. Die Wortführerin redete direkt, ohne Pause weiter: „Wegen welcher Krankheit genau waren Sie in den letzten fünf Jahren im Krankenhaus, welche und wieviel Tabletten müssen Sie zurzeit einnehmen?"
Ich musste grinsen, da ich die Prozedur von mehreren Aufnahmen aus den Jahren vorher kannte, deshalb antwortete ich auch in einem Satz: „Innerhalb der letzten fünf Jahre in keinem, vor sechs und sieben bekam ich ein TEP im linken Knie, eine OP an der Wirbelsäule und zwei Schlaganfälle. Reichen Ihnen die Angaben? Und für Medikamente habe ich Ihnen diese Liste vorbereitet."

Nachdem sie die Liste erhalten hatte, zogen sich beide mit sich offensichtlich sehr zufrieden zurück.

Es vergingen keine zehn Minuten, da erschien eine weitere Krankenschwester und redete sofort auf mich ein: „Guten Tag, Herr Volkmann. Ich bin Schwester W., und informiere Sie über die nächsten Maßnahmen. Leider müssen Sie von jetzt bis Morgen früh absolut nüchtern bleiben", erklärte sie mir freundlich aber sachlich, „und füllen Sie bitte ihren Urin in das Töpfchen. Ich setze Ihnen jetzt einen Zugang, damit können wir Ihnen die notwendigen

Medikamente über einen Tropf zuführen. Gleich kommt noch eine Kollegin zur Blutentnahme und dem fast täglichen Test", mit der Bemerkung schob sie mir schon den Zugang in die rechte Vene.

Davon merkte ich nichts!

Dann drückte sie mir noch schnell einen Urinbecher in die Hand und verließ ohne Gruß das Zimmer.

Nur wenige Minuten darauf erschien die von ihrer Vorgängerin avisierte Madam Vampir, oder wie die Frau aus der rumänischen Heimat Draculas heißt. Mit der ersten Aktion von ungezählten Malen später, saugte sie eine kleine Menge meines Blutes. Danach hatte ich eine unbestimmte Zeit Ruhe zur Erholung.

Diese Gelegenheit nutzte ich natürlich aus, und telefonierte etwas ausführlicher mit Hannelore.

„Mein Schatz, ich liege in der Abteilung B 4, der Inneren Medizin, Zimmer 41, zurzeit noch alleine. Wer weiß, wie lang es so bleibt? Morgen früh wollen sie die Magen- und Darmspiegelungen durchführen. Wie es dann weitergeht, muss ich abwarten. Wir sehen uns doch gleich und ich erzähle dir den Rest."

Zu dem geplanten kleineren Zwischenschlaf kam ich nicht mehr. Kaum hatte ich den Hörer eingehängt, ging es plötzlich Schlag auf Schlag. Es kam eine andere Schwester, und präsentierte mir eine Überraschung, die ich aber auch schon von früher kannte: „Herr Volkmann. Sie sollen bitte in den nächsten zwei bis drei Stunden diese zwei Liter trinken", sie stellte mir Plastiktöpfe von ungefähr zwei Litern mit einem leicht gelblichen Getränk auf den Tisch: „damit ihr Darm auch gründlich gereinigt wird."

Kaum hatte sie die Tür hinter sich geschlossen, als ein Patienten- Transporter im Zimmer erschien. Das sind meistens männliche Helfer, die einen Patienten entweder im Bett oder auch Rollstuhl zur jeweiligen Untersuchung und zurück ins Zimmer bringen.

Für diese erste CT-Untersuchung fuhr er mich nur im Rollstuhl hin, nachdem mir eine Schwester, die mit ihm hereingekommen war, vorher eine Akte in den Schoß gelegt hatte: „Sie werden schon lange im CT erwartet", ihr Ton klang vorwurfsvoll, als wenn ich es schon gewusst und verbummelt, oder Einfluss auf ihren Tagesablauf gehabt hätte.

Später wurde mir bewusst, das Pflegepersonal war überlastet und aus den Gründen oft leicht gereizt.

Er schob mit mir los.

Es ging los, über den Flur, in den Fahrstuhl, von der vierten in die erste Etage, aus dem Fahrstuhl, durch den Gang zur Notaufnahme, in dem man auch alle medizinischen Geräte finden kann, wie das MRT, die Röntgenabteilung, und auch das CT.

Im CT-Raum empfingen mich zwei Assistentinnen, eine von ihnen fragte mich: „Herr Volkmann, haben

Sie schon eine Nadel?", so intelligent wie sie war, bemerkte sie aber gleich den Zugang in meinem rechten Arm. Danach werkelte sie kurz daran herum, und verzichtete deshalb auf meine Antwort: „Bevor wir Sie in das CT fahren, müssen wir ein Kontrastmittel einführen. Haben sie so etwas schon einmal erlebt? Es könnte dabei etwas warm werden."

Ich bejahte die Frage, und sie spritzte mir das Mittel in die Vene der rechten Armbeuge. Nun legten sie und die zweite Assistentin mich auf den CT-Wagen und fixierten mich so lange, bis ich ihrer Meinung nach in der richtigen Position lag.

Anschließend fuhr mich der Wagen in die Röhre. Kaum war ich da drin, erfolgte kurz darauf schon das erste der drei Kommandos: „Atmen Sie bitte tief ein", und kurz danach das zweite, „Halten Sie bitte die Luft an", das dritte Kommando lautete: „Bitte, jetzt nicht mehr atmen."

Die Prozedur wiederholte sich mehrere Male. Ich merkte nichts von der angekündigten Wärme und ließ es gelassen über mich ergehen.

Inzwischen war mir alles egal geworden.

Was jetzt mit mir geschehen würde, war notwendig. Ich dachte jetzt nur an diese ekelhafte Suppe, die oben auf dem Zimmer bedrohlich auf mich wartete. Als ich vom CT ins Zimmer zurückkam, saß

Hannelore vor dem Fernsehgerät, testete ihn schon und versuchte auch den Telefonanschluss.

Wir unterhielten uns, wobei sie mir erklärte: „Die Apotheke, hat drüben vor dem Kolosseum eine Bretterbude für Corona Tests aufgebaut. Jeder der in die Klinik will, muss sich dort testen lassen. Den Test kannst du auch vorher und woanders machen. Er gilt nur vierundzwanzig Stunden. Den Test habe ich nach vier Uhr gemacht, so erspare ich mir Morgen die Prozedur eines neuen Tests, wenn ich dich vor vier Uhr besuche. Der Test kostet zwar nichts, aber es stehen oft viele Leute an und warten auf das negative Ergebnis. Manchmal dauert es sehr lange. Übrigens eine Frage, soll ich dir für Morgen noch etwas Besonderes mitbringen? Hast du vielleicht einen Wunsch?"

Ich lehnte ab, für Heute und Morgen war alles klar geregelt und als Hannelore gegangen war, würgte ich mit größter Mühe das ekelhafte Gesöff hinunter. Es schmeckte irgendwie in Richtung Orange, war aber doch noch Meilenweit davon entfernt. In der folgenden Nacht hatte ich den ekelhaften Geschmack immer noch im Mund. Er hätte mich fast zum Erbrechen gebracht. Kurz darauf meldete sich mein Hintern das erste Mal auf das Gesöff, das ich eben noch getrunken hatte. Mit leichten Krämpfen versuchte ich es zur vollem Inventur der

Klinik vollständig zurück zu führen. Ich weiß nicht mehr genau, wie oft ich es konnte, aber es war sehr dauerhaft und unangenehm. Bald darauf brannte mein Gesäß wie die Hölle, den Darm vom flotten Heinrich frei zu lassen.

Es erinnerte mich stark an unsere Reise durch Mexiko. Wir saßen damals in einem Restaurant in Tichuana, die Grenzstadt liegt direkt hinter dem Übergang zwischen Mexiko und den USA, bei San Diego.

Wir nahmen in einem Restaurant mit Mariachimusik unser Abendessen. Es gefiel uns so gut, dass wir noch mehrere Stunden blieben. Wir tranken einige Gläser Tequila und Wein, dazu gewürzte Schweineschwarten mit Peperoni. Die Wirkung war höllenscharf und wirkte auf jeden Fall mindestens zweifach. Zunächst, wenn man die Schwarten kaute im Hals, und einige Stunden später am hinteren Ausgang meines Körpers. Daran erinnerte ich mich noch nach Jahren, oft an diese Reise und die schmerzhaften Tage danach.

Es war schon spät am Abend.
Kurz nach acht betrat eine Frau im weißen Kittel das Zimmer, eine Ärztin?

Ich konnte sie nicht einschätzen. Sie mochte um die dreißig Jahre alt sein, wahrscheinlich etwas älter.

Sie stellte sich mit Namen vor: „Guten Abend Herr Volkmann. Wie geht es Ihnen? S. mein Name, ich bin Assistenzärztin, hier auf der Station, und werde Sie betreuen, solange Sie bei uns sind?"

Zuerst dachte ich, endlich mal nicht dasselbe herum Gebabbel, sonst hieß die Frage oft, wie geht's uns? Nein, ich hatte von Anfang an das Gefühl, dass sie ernsthaft wissen wollte, wie es mir ging. Wie es ihr ging, würde sie für sich selber wissen.

In jedem Fall war sie mir auf Anhieb sympathisch, und deshalb fasste ich vom ersten Moment des Kennenlernens, festes Vertrauen zu ihr.

Auf ihre gestellte Frage antwortete ich: „Mir geht es so weit ganz gut. Aber verraten Sie mir bitte auch, wie es jetzt mit mir weitergeht?"

Darauf bekam ich von ihr folgende Antwort: „Das kann ich jetzt noch nicht sagen. Ich warte auf die Untersuchungsergebnisse und Laborwerte. Wenn wir die ausgewertet haben, setze ich Sie sofort in Kenntnis. Wie gesagt, mehr weiß ich noch nicht. Jetzt wünsche ich Ihnen eine gute Nacht."

Frau S. verabschiedete sich und ging.

Ich war gerade eingeschlafen, da wurde ich plötzlich durch ein lautes Geschrei vom Flur her geweckt. Das unbekannte Geschrei näherte sich dem Zimmer, und als die Ursache dann hier im Raum stand, trat er zu mir ans Bett. Dabei fuchtelte er mit den Armen wild vor mir herum und brüllte mich an: „Ich will hier raus, sofort nach Hause. Sonst rufe ich die Polizei. Sie können mich hier nicht festhalten."

Die Nachtschwester, die ihn begleitete, sagte ihm: „Die Polizei hat Sie vorhin hier abgeliefert, und jetzt schon im nächsten Einsatz. Seien Sie bitte leise. Herr Volkmann möchte jetzt bestimmt schlafen."

Der Schreihals verstummte kurz, dann irrte er zunächst planlos im Raum von der Tür zum Fenster. Die Schwester erklärte mir die Rechtslage: „Sie sollten wissen, die Polizei hat ihn so wie er war, aufgegriffen und hierhergebracht. Er irrte durch die Innenstadt Lünen. Trug nur diese Pantoffeln an den Füßen, und war so wie jetzt noch, nur halbnackt bekleidet. Er konnte dem Polizisten weder den Namen noch seine Adresse nennen. Wohin sollte die Polizei ihn bringen? frage ich Sie. Vor Allem suchte er schon die ganze Zeit überall nach seinem Schlüssel, er schreit danach und kann ihn leider nicht finden."

Ich wollte den Auftritt nicht verstehen, geschweige denn, damit nicht belasten, ich fragte sie: „Was soll er denn hier bei mir? Er sorgt nur für Unruhe."

Darauf antwortete die Schwester: „Es ist aber so, wenn die Polizei eine verirrte Person auf der Straße aufgreift, müssen wir sie, laut Gesetz, vorläufig bei uns aufnehmen. Wir können nichts dagegen tun. So ist das Gesetz, als wenn wir nichts Besseres zu tun hätten. Er tut mir für Sie leid."

Der späte Gast hatte sich inzwischen beruhigt, so schien mir. Er wirkte wieder annähernd normal, und wir wunderten uns bald über die plötzlich, eingetretene Ruhe. Dabei stierte er mich die ganze Zeit an, als wäre er Kannibale, und wolle mich in Kürze fressen.

„Wie heißt du? Wo sind wir hier eigentlich?"
Ich beantwortete seine Fragen: „Ich heiße Karl-Heinz und du? Wir sind hier im Marien- Hospital in Lünen", danach bat ich ihn: „Lass uns jetzt schlafen, Morgen habe ich ein hartes Programm vor mir."

Er schien mich verstanden zu haben.
Zuerst blieb er noch eine ganze Zeit lang ruhig, und schien endlich wieder zum Verstand zu kommen.

Die Schwester schaltete blitzschnell das Licht aus, verließ den Raum und ließ mich mit ihm allein. Nach kurzer Zeit war es mit der Ruhe leider vorbei. Plötzlich, ohne Vorwarnung schrie er wie ein Spanferkel am Spieß und verlangte nach einem Arzt.

Kurz darauf kam der Arzt und nach einer längeren Diskussion erklärte er ihm ruhig und sachlich: „Entweder Sie sind jetzt still, oder Sie gehen raus. Niemand ist verpflichtet, hier bei uns zu bleiben, wenn er nicht will. Sie unterschreiben mir nur die Erklärung, dass Sie heute Nacht die Klinik freiwillig verlassen haben. Dann sind Sie frei und können gehen, wohin Sie wollen."

Ohne Murren und Knurren bekam der Arzt die Erklärung von ihm unterschrieben, und sie verließen danach zusammen den Raum.

Nach längerer Zeit schlief ich endlich ein.
Ich beschäftigte mich lange mit dem Problem, das er offensichtlich mit sich herumtrug oder auch nicht.

Nach ungefähr einer gefühlten Stunde stand mein neuer Freund wieder bei mir im Zimmer. Er zog sich ruhig aus, kleidete sich mit dem OP- Hemd, das ihm die Schwester hereingebracht hatte, danach legte er sich wortlos ins Bett. Von dem Moment an verhielt er sich zum Glück von allen Beteiligten gesittet.

Kapitel 03

Morgens um sieben kam eine Schwester herein, und half mir beim Umzug in ein anderes Zimmer.

Von da an war es Zimmer 45 auf der Station 4B.

„Es tut uns leid, dass wir letzte Nacht nicht anders handeln konnten. Meine Kollegin hat uns bei der Übergabe von dem Problem berichtet. Aber an dem Abend war kein anderes Bett frei, außer diesem. Der Mann ist eine Zumutung. Der Arzt hat in der Nacht noch versucht, ihn, in die Sucht- und Nervenklinik nach Aplerbeck zu schaffen. Aber die wollten ihn auch nicht aufnehmen. Hier, in diesem Zimmer bei Herrn X., wird es jetzt etwas gemütlicher für Sie."

Sie meinte damit Günter, den Patienten, der, immer nur kurz für drei Tage in die Klinik kam, um seine Chemotherapie aufzunehmen. Er war beim Pflegepersonal bekannt und hatte schon einen näheren Kontakt zum ihnen aufgebaut. Aber die drei Tage waren schon am nächsten Tag vorbei, ich allein auf dem Zimmer.

Ich hatte fest damit gerechnet, dass ich früh am Morgen zur Spiegelung gebracht würde. Leider gab es in der Klinik auch den berühmten Satz mit X, das wird wohl nix.

Vormittags, kurz nach dem für mich gestrichenen Frühstück, belegte man das zweite Bett erneut.
Der Leidensgenosse hieß Olaf, er war zirka 40 Jahre, superschlank und bestimmt Bulimie gefährdet. Er war mehrfach wegen seiner Probleme an Darm und Magen stationär in der Klinik behandelt.

Olaf war Junggeselle, und fand offenbar nicht sehr leicht den Kontakt zum anderen Geschlecht. Wie er mir später von sich erzählte, war er schon längere Zeit arbeitslos. Er lebte gemeinsam mit seiner Mutter und der Schwester im gleichen Haus. Eigentlich war er ein freundlicher und verbindlicher Typ, aber äußerst neugierig, und er fragte mich oft und in allen Dingen bis aufs Kleinste aus. Vor allem wollte er von mir alles ziemlich genau wissen.

„Wo wohnst du? Wann hast du Geburtstag? Wann kommt deine Frau heute eigentlich zu Besuch?", und einiges mehr.

Dass er über mich, und den Rest der halben Welt alles wissen wollte, war mir eigentlich egal. Aber er wollte so verdammt viel wissen und ging mir schon bald ein wenig auf den Keks. Ich gab ihm deshalb einfach so schnell es ging, Auskunft über alles und hatte danach wenigstens meine Ruhe.

Gegen Mittag wurde unser Frage- und Antwort-Spiel von einer Schwester unterbrochen. Man hatte endlich entschieden, dass ich jetzt zur vorgesehenen Magen- und Darmspiegelung fahre. Gleichzeitig hatte die Schwester für mich ein OP-Kleidchen mit dem besonderem Chic hereingebracht. Ein Rückenverschluss, nur von zwei simplen dünnen Fäden zusammengehalten, war auf keinen Fall von Gucci oder Armani, den Stardesignern entworfen worden. Zu dem Kleidchen gehörte als modisches Accessoire, eine schlabberige grüne Hose, mit einer großen Öffnung nach hinten.

Ich wusste wofür, oder konnte es mir denken.
Zusätzlich klärte mich die Schwester noch genau darüber auf: „der Schlitz hinten muss offenbleiben, damit der Arzt bei einer Spiegelung leichter in ihren Anus kommt."

Aus dem vorher angekündigten „Morgen früh", war inzwischen Mittag, kurz nach zwölf geworden. Leider dauerte es wesentlich länger, als sie mir am Tag zuvor versprochen hatten.

Endlich fuhr man mich in meinem Bett zu der angekündigten Darmspiegelung. Leider musste ich auch dort wieder lange warten. Vor vier Behandlungsräumen warteten noch einige, weitere Patienten auf ihre Behandlungen.

Für uns war es eine der wenigen Möglichkeiten, zueinander einen engeren Kontakt aufzunehmen.

„So, Herr Volkmann, dann wollen wir einmal", sagte die Schwester, die mich endlich in den Raum schob, in dem ich behandelt werden sollte. Eine hinzugekommene Ärztin schloss die Kanüle an den Zugang, mit der sie mir das Betäubungsmittel spritzte.

„Würden Sie langsam von zehn, rückw –ärts, aauf, neeeun zäh -", weiter kam ich nicht, da befand ich mich schon im Land der Träume. Nach der Narkose schlief ich sofort ein. Weder von der Darm-, noch von der Magenspiegelung bemerkte ich irgendetwas.

Als mich Olaf danach, hechelnd wie ein anhänglicher Hund begrüßte, da war es schon halb vier. Ich befürchtete, er würde mich auch noch ablecken.

„Karl- Heinz, wie war es, hat es weh getan?" fragte er mich, ich konnte darauf nur antworten: „Mensch Junge, du hast es doch schon mehrere Male selber erlebt. Wahrscheinlich hast du wie ich auch, tief geschlafen. Jetzt gib endlich Ruhe."
Ich glaube, dass ich ihn mit meiner schroffen Antwort, tief in seine Seele getroffen hatte. Traurig antwortete er: „Ist ja schon gut, ich meinte ja nur!"
Am späten Abend erschien Frau S. wieder. An ihren Augen erkannte ich, dass sie wieder stark ermüdet war. Andere Partien ihres Gesichts konnte ich hinter der Maske nicht nur annähernd erkennen.
Sie fragte mich genauso wie immer: „Wie geht es Ihnen heute? Herr Volkmann."
„Das ist ja einmal etwas ganz Neues. Sonst fragen immer alle Ärzte und Schwestern, wie geht es uns? Da muss ich Ihnen sagen, mir ganz gut, und Ihnen? Aber nun eine Gegenfrage. Wann werde ich entlassen?" war meine scherzhaft gemeinte Gegenfrage.
Inzwischen war mir klargeworden, dass sich mein Aufenthalt in diesem Luxushotel mindestens um zwei, drei Tage oder noch mehr verlängern könnte.
Ihre Augen verrieten mir, dass sie unter der Maske leicht geschmunzelt haben musste.
Daraus vermutete ich, und es wurde mir klar, dass ich ihr wahrscheinlich nicht ganz unsympathisch war.

Ich war neugierig und fragte sie: „Frau Doktor, jetzt einmal ganz ernsthaft, wie geht es mit mir jetzt weiter? Welche Experimente wollen Sie noch anstellen?"

Sie blickte mich nachdenklich an, überlegte lange, als wenn sie es wusste, es mir nicht sagen konnte.

„Zuerst muss ich noch die neuesten Laborwerte bekommen, und dann erkennen wir, was die Spiegelungen aussagen. Dann gebe ich Ihnen sofort Bescheid. Vorher möchte ich aber einige anderen Untersuchungen mit ihnen machen, damit wir wirklich sicher sind."

Ihre Aussage klang ernst und beunruhigte mich. Deshalb fragte ich auch genau nach: „Muss ich mir vielleicht ernsthafte Gedanken darübermachen?"

„Was soll ich Ihnen darauf antworten? Solange ich mich noch im Vakuum befinde und über keine echten Fakten verfüge, kann und will ich darüber nicht spekulieren. Vertrauen Sie mir. Sobald ich mit Sicherheit weiß, was wir feststellten, gebe ich Ihnen Bescheid."

O.K., ich vertraute ihr jetzt, trotzdem bekam ich langsam ernsthafte Zweifel.

Wir scherzten etwas, und sie verließ eilig den Raum. Ich sprach Frau S. immer mit Frau Doktor an und war inzwischen neugierig auf sie geworden.

Inzwischen interessierte ich mich für Frau S. etwas näher, nach ihrer Laufbahn, aber hauptsächlich für die Position auf der Station hier. Es musste in der Personalliste von der Klinik, oder sonst wo im Internet einen konkreten Hinweis auf sie geben. Ich suchte und hatte bald Erfolg. Nach längerer Zeit googeln, fand ich ein Foto von ihr und einen Kurzbericht der Klinik: >M. S. - Assistenzärztin in Weiterbildung<. Das sagte über sie nur aus, dass sie nicht promoviert hatte oder vielleicht gerade jetzt dabei war, während der Weiterbildung ihren Doktor zu machen. Sie war noch jung, und gab sich die größte Mühe auf alle Krankheiten ihrer Patienten einzugehen. Deshalb hatte ich auch vom ersten Moment an, schon Vertrauen zu ihr gefunden. Nach einer weiteren Woche wurde meine Vermutung über Frau S. durch meine Menschenkenntnis und lange Lebenserfahrung vollauf bestätigt. In den nächsten zwei Tagen veranlasste sie zu den täglich, obligatorischen Bluttests einige weitere Untersuchungen. Und zu dem Zeitpunkt ahnte ich noch nicht, welchen Zweck diese Diagnosen haben sollten.

Ging es mir denn wirklich schon so dreckig?
Die Tagesabläufe in der Klinik verliefen in dem, wie in jedem anderen Krankenhaus überall so ähnlich.

Um sieben Uhr morgens wurde geweckt, danach fragte mich die Schwester oder ein Pfleger: „Wie sieht es aus? Können Sie sich noch selber waschen und anziehen, oder müssen wir Ihnen dabei helfen?"

Ich merkte ihnen sofort an, dass sie immer froh waren, wenn ich ihnen erklärte, alles selber zu erledigen. Es würde sie entlasten und sie hätten etwas mehr Zeit für andere Patienten. Je nachdem, ob ich die Tests von Temperatur, Blutdruck und Zucker selber machte, oder ob sie von Schwestern oder Pflegern durchgeführt wurden, die Prozedur blieb in jedem Fall die gleiche.

Das Frühstück kam gegen acht Uhr, wie sonst auch zu Hause, da aß ich nur eine Scheibe Brot mit Belag.

Bevor das Mittagessen hereingebracht wurde, kam Frau Vampir regelmäßig, um mir das Blut zu saugen.

An einem Dienstag in der Woche wurde Visite vom Chefarzt Dr. L. persönlich durchgeführt.

Im Gefolge befanden sich neben Frau S., noch zwei Schwestern und zwei weitere Begleiter.

Wie sich bei den Gesprächen später bei ihnen herausstellte, waren sie beide ebenfalls Assistenzärzte, und für diese Station ebenfalls zuständig.

„Mein Name ist Dr. L. Wie geht es uns?" hatte sich der Chefarzt bei der ersten Visite vorgestellt.

Mit der üblichen Frage erkundete er sich zuerst bei mir nach meinem Wohlbefinden, und dann bei Frau S. nach den aktuellen Werten. Nachdem er sich von Frau S. über meinen Zustand ausreichend in Kenntnis gesetzt fühlte, konnte er für mich an diesem Tag nicht mehr viel tun. Wie vorher Frau S., war mir Dr. L. ebenfalls auf Anhieb sympathisch geworden, weil seine sonore Stimme eine vertrauenserweckende Ausstrahlung besaß. Außerdem besaß er viel Humor.

Das Mittagessen kam und war, wie sonst immer, bis auf wenige Ausnahmen, sehr gut zu genießen. Apropos Essen, die Zusammenstellung der Speisen war in dieser Klinik ausgesprochen gut. Aber alle Gerichte, vor Allem aber die Suppen, näherten sich einer hervorragenden Hausfrauenqualität.

Sie waren wirklich ausgesprochen lecker!
Um alle Speisen zu aufzuzeigen wäre es bald langweilig, deshalb sind diese Menüs als Muster angefügt.

Zum Frühstück und Abendessen war die Auswahl nur etwas eingeschränkt, für mich aber ausreichend.

Das Frühstücksangebot war reichhaltig mit drei Sorten Brötchen und Brot, dazu Butter, Margarine, Käse, Leber- oder andere Wurst, Weichkäse, Quark, Joghurt, Honig und verschiedener Marmelade.

Das Abendessen war ähnlich wie das Frühstück, und **es** wurde zusätzlich mit Salaten ergänzt.

An Getränken standen morgens und abends zur Wahl: Kaffee, mehrere Sorten Tee, Kakao und Apfelsaft. Wer mit diesen Mengen nicht satt wurde, konnte sich auf keinen Fall über die reichhaltige Auswahl beklagen.

Zum Mittagessen wurden pro Tag drei Vorschläge gemacht, wobei sich die Speisekarte in der Regel alle vierzehn Tage wiederholte.

Patienten mit Krankenzusatz- Versicherung hatten täglich eine weitere Mahlzeit zu ihrer Wahl.

So ungefähr sahen die täglichen Begleitzettel für die angebotenen Speisen aus:

Volkmann, Karl- Heinz　St. B4

03.08.2022 Frühstück　(B 6)　　B4 _465　　B4465F

Konfitüre　　Schmelzkäse　　2 Weißbrot　　Margarine
pass. Obst

Das Küchenteam wünsch Ihnen guten Appetit!

Volkmann, Karl- Heinz　St. B4

03.08.2022 Mittagessen　(B 6)　　B4 _465　　B4465F

Gebäck.　　Fl/Fi pass.　　Gemüse pass.　　Sauce pass.
Kartpüree　　　Götterspeise　　　Fruchtjoghurt

Das Küchenteam wünsch Ihnen guten Appetit!

Nachmittags um drei Uhr wurde Kaffee oder Tee verteilt und gegen fünf kam das Abendbrot.
Bei mir war Abendessen ähnlich, wie morgens das Frühstück, weil ich Probleme mit den Zähnen hatte, musste ich auf Brötchen verzichten.
Beim Mittagessen verzichtete ich aus den gleichen Gründen auf Fleisch und härtere Speisen und als Sättigungsbeilage überwiegend gerne Kartoffelpüree.

Volkmann, Karl- Heinz		St. B4	
03.08.2022 Abendessen (B 6)		B4 _465	B4465F
Fencheltee	Konfitüre	2 Weißbrot	Milch kalt
Süßstoff	Schmelzkäse	Margarine	pass. Obst
Apfelsaft			
Das Küchenteam wünsch Ihnen guten Appetit!			

In der Jugendzeit hatte ich schon früh gelernt, dass man über Geschmack nicht streiten soll.

Wenn es mir schon einmal an einem Tag nicht gut schmeckte, hatte ich mich an dem Tage schlicht und einfach nur vertan, und mich für eine falsche Wahl entschieden.

Soviel zum Thema täglicher Ablauf.

Als ich von einer Untersuchung zurückkam, saß Frau S. schon im Zimmer und wartete auf mich.

Es schien ihr sehr wichtig zu sein und sie erklärte mir auch sofort ihre nächste Maßnahme: „Wir sind bei den Untersuchungen zwar ein großes Stück weitergekommen. Leider reicht uns das CT dabei nicht aus. Wir müssen zusätzlich noch einmal in ihren Thorax, um da nach Metastasen zu suchen. Genau gesagt gehen wir durch zwei Löcher in beide Achselhöhlen und durch den Bauchnabel, in Ihren Brustkorb. Sie brauchen davor keine Angst haben. Es passiert Ihnen dabei nichts, und tut auch nicht weh."

Nachdem sie das erste Mal von Metastasen suchen gesprochen hatte, bekam ich großen Respekt davor.

Bei meiner Frau fing es damals genauso an. Inzwischen wurde sie schon fünf Mal wegen Krebs an der Brust operiert, und deswegen wird sie heute noch weiter mit Chemospritzen behandelt. Aber warum muss ich jetzt auch noch Krebs, dieses verdammte Teufelszeug bekommen.

Am nächsten Morgen kam Frau S. mir irgendwie verändert vor. Sie wirkte irgendwie leicht verzweifelt und fragte mich sehr vorsichtig: „Herr Volkmann. Sagen Sie mir bitte. Wurde bei Ihnen am Dienstag wirklich eine Darmspiegelung durchgeführt? Ich kann in meinen Unterlagen leider keinen Bericht über so eine Maßnahme finden."

Darauf schaute ich sie fragend an, und schüttelte den Kopf, dann berichtete ich wahrheitsgemäß: „Ich weiß es nicht, Frau Doktor. Ich bekam die Narkose und erinnere mich nur, dass ich mich auf die linke Seite drehen sollte. Dann war ich sofort im Land der

Träume. Sagen Sie bloß nicht, dass die Prozedur wiederholt werden muss?"

Oberhalb der Maske erkannte ich an ihren Augen, dass sie es zuerst sehr ernst, dann aber lächelnd verneinte: „Machen Sie sich darüber bloß keine Gedanken. Aber, ich denke, dass wir nur einen Einlauf machen, wird es schnell und schmerzlos gehen. Es wird uns dafür ein kurzer Blick in den Darmausgang reichen. Glauben Sie mir bitte, die kleine Untersuchung werden Sie bestimmt auch leicht überstehen."

Danach erhob sie sich, packte ihre Unterlagen unter den Arm und ging hinaus. Obwohl ihre Augen noch einen freundlichen Blick auf mich zurückwarfen, ließ sie mich mit meinen Gedanken in argwöhnischer Vorahnung zurück.

Wenn ich doch endlich nur einen konkreten Hinweis von der Krankheit bekommen würde, und endlich weiß, woran ich wirklich bin.

Kapitel 04

„Herr Volkmann, Sie müssen sofort in den ersten Stock, zu der Beratung beim Anästhesiearzt", stürmte eine der Schwestern in mein Zimmer, und einer der Patienten-Transporter schob mich aus dem Zimmer. Er fuhr mich auf die Station 1 hinunter, in die erste Etage. Dort befinden sich einige Ärztesprechzimmer. Ohne einen Kommentar abzugeben, stellte er mich in dem langen Flur, vor einer Tür, mit dem Hinweis >Anästhesie< einfach ab, und ließ mich dort ohne irgendeinen Hinweis durch ihn warten. Während der ganzen Zeit warteten mit mir, vier weitere Patienten auf das Kommen des Arztes.

Endlich, nach einer schon endlos scheinenden, langen Wartezeit von zwei Stunden erschien ein junger Mann, der in einer Notarzt- Uniform verkleidet war.

Er war ein junger, bestimmt sehr witziger Typ, der nach meiner Meinung, bestimmt als Kind schon gerne Doktor gespielt hat. Das soll kein Scherz von mir sein, aber ich hätte ihn, nach seinem jugendlichen Aussehen auf höchstens zwanzig Jahre geschätzt. Für den gestandenen Arzt wirkte er auf mich enorm jung.

Nach meinem Allgemeinwissen und Kenntnisstand hat ein Arzt mit seiner Ausbildung normal eine der längsten Zeiten. Oft ist er schon weit über dreißig Jahre bis die Ausbildung abgeschlossen ist. Der Jüngling schien wohl gerade erst aus einem Kindergarten oder Grundschule entlassen zu sein.

Noch völlig außer Atem erklärte er uns: „Entschuldigung, aber der Einsatz hat etwas länger gedauert."

Danach ging er mit mir in sein Zimmer und klärte mich über die Art der Betäubung, wie und warum es gemacht wird, ziemlich genau auf.

Darauf sagte ich: „Herr Doktor, es ist nicht meine erste Anästhesie, die ich jetzt bekommen soll", und mit lächelnder Mine fügte ich hinzu: „Ich war bisher schon geschätzte tausend Mal in dieser Klinik. Eins der Krankenzimmer wurde von meiner Krankenkasse schon für mich gekauft. Jetzt soll ich das fünfte Mal hier operiert werden und wurde von einigen ihrer Kollegen aufgeklärt. Ich sehe ein, dass Sie es immer wieder tun müssen, aber ich musste nie so lange wie heute, nutzlos auf dem Flur hier den Urlaub verbringen."

Er lachte über den kleinen Scherz, dann wurde er allerdings etwas ernster und belehrte mich: „Daran werden Sie sich vielleicht in der nächsten Zeit ein wenig gewöhnen müssen. Nicht nur bei uns, auch in anderen Häusern konnten in der Corona Zeit, die Positionen nur noch schwach besetzt werden. Ein Teil des Pflegeteams ist dabei selbst krank geworden, deshalb oder auch aus anderen Gründen haben sie aufgehört noch länger in der Pflege zu arbeiten. Es ist zwar zu bedauern, aber leider wirklich so", beteuerte er aus seinen blauen Kinderaugen.

Es war für mich wohl das erste Mal, dass ich mir überhaupt einige Gedanken über den Zustand in der Pflege, und über das Personal speziell gemacht habe. Natürlich hatte ich durch Berichte in Printmedien oder im TV schon davon gelesen oder gehört, aber es jetzt so hautnah zu erleben, war für mich etwas vollkommen Neues.

Bis zum Ende der Woche kamen nacheinander die angekündigten Untersuchungen zum Tragen. Allein in der Zeit der Ermittlung der Krankheit, zur Diagnose, wurde ich medizinisch weitergebildet.

Nach einer Szintigraphie, der nuklearmedizinischen Untersuchung, werden durch die Hilfe von schwach radioaktiv, markierter Substanzen einige Vorgänge und Strukturen im Körper sichtbar gemacht.

Das heißt, dass man mit Szintigramm feststellt, ob und wo im Körper sich Metastasen befinden.

Bei einer anderen Untersuchung wurden von mir alle Nerven in den Extremitäten, also den Armen und Beinen, elektronisch gemessen und ausgewertet. Es reichte mir vollkommen, wenn mir dann zum Schluss gesagt wurde, Befund: negativ.

Als im turnusgemäßen Wechsel der Pfleger M. in der Nacht wieder zu der Bereitschaft im Einsatz war, konnten wir noch etwas freier und intensiv über das Personalproblem in vielen Krankenhäusern reden.

Das Gespräch wurde plötzlich durch das flehende Schreien einer Frau unterbrochen: „Hiiilfe, Hiiilfe, ich brauche Hiiilfe. Warum hilft mir hier niemand?".

M. schaute mich wissend an, zuckte nur kurz mit den Schultern, mit: „Es tut mir zwar leid, ich kann der Frau leider nicht helfen. Ich war schon drei Mal bei ihr und gab ihr die maximale Dosis. Sie ist dement und begreift natürlich ihre Krankheit nicht.
Sobald die Tablette aber wirkt, wird sie bald aufhören zu schreien. Dabei wird eine Erkrankung an Demenz in der nächsten Zeit bei den älteren Menschen ein größeres Ausmaß annehmen. Das trifft uns nicht stark, jedoch hauptsächlich die Pflegeheime. Zu uns kommen sie nur bei organischer Krankheit oder nach Unfällen. Oft handeln sich viele der älteren Patienten unbewusst eine Dehydration, und Lungenentzündung ein. Sie trinken zu wenig und achten dabei nicht auf die ersten kleinen Anzeichen ihres Körpers."

Durch das Klingeln seines Telefons wurde Pfleger M. aufgefordert, zu einem neuen Einsatz zu gehen.

Am nächsten Tag kam die Kontrolle des Thorax zur endgültigen Entscheidung. Nun wusste ich die wichtige Besprechung beim Anästhesisten vorher, noch besser zu deuten.

Von der Untersuchung des Thorax bemerkte ich absolut nicht das Geringste.

Als Hannelore am Nachmittag kam, berichtete ich von dem Gespräch des gestrigen Abends mit Frau S. und einem möglichen Verdacht auf Krebs.

„Wenn es so sein wird, hast du immer noch eine gute Chance, ihn zu besiegen. Du weißt, ich kämpfe jetzt schon seit sechsundzwanzig Jahren gegen ihn und habe ihn bisher fest im Zaum halten können", machte mir Hannelore Mut.

„Weißt du was, mein Schatz, eigentlich ist es mir fast egal. Wir hatten uns beide und ein tolles Leben zusammen. Was wollten wir denn mehr?", kommentierte ich und verschwieg meine Gedanken, sie ungern alleine zu lassen.

Dann fragte ich sie aber doch nach ihrer Meinung: „Wenn bei dir über den momentanen Status deiner Erkrankung befunden wurde, wann machten es die Ärzte hier und wann bekamst du selbst Bescheid?"

„Soweit ich mich erinnere, findet die Besprechung der Ärztekommission immer am Donnerstag statt. Bis du Bescheid bekommst, wirst du wohl ein paar Tage der anschließenden Woche warten müssen."

Wegen des Corona Tests kam Hannelore in täglichen Wechseln, einmal vormittags, und am nächsten Tag erst nachmittags zu Besuch. Abgesehen von den täglichen Blutentnahmen mit dem Besuch der Vampierfrauen, und Kontrolle des Blutdrucks und anderen Messungen, hatte ich jetzt, zwischen Frühstück und dem Mittagsessen reichlich Zeit, um mich in Ruhe etwas zu entspannen.

An dem Nachmittag erschien Frau S. mit einer Kollegin namens O. von der Neurologischen Chirurgie. Sie wollten mit mir über die Rückenoperation aus dem Jahr zweitausendsechzehn reden.

„Wir sprechen über Ihre Probleme, die sie mit der Wirbelsäule haben und den Medikamenten, die Sie bis heute dagegen einnehmen. Erzählen Sie es bitte."

„Was genau wollen Sie denn darüber wissen?" fragte ich sie, als von ihr keine Antwort kam, redete ich einfach drauf los: „Es begann erst mit sehr starken Schmerzen im Rücken, und der anschließenden Behandlung bei einem Orthopäden. Er meinte, es sei möglicherweise mit Akupunktur schon zu beheben. Nach meiner siebten Behandlung gab ich schon wegen der noch stärkeren Schmerzen auf. In dem Fall hatte die Akupunktur nichts bewirkt und ich bestand auf eine Einweisung in ein Krankenhaus. Nach dem MRT lag die neue Diagnose vor: ich hatte eine Zyste zwischen dem 4. und 5. LWS, die nur operativ zu beseitigen war.

Drei Monate nach der Operation ging meine Reha, nach Bad Rothenfelde. Schon beim ersten Mal, im

Jahre 2011, nach der TEP des linken Knies, war ich dort mit den Maßnahmen in der Parkklinik bestens zufrieden. In diesem Fall jetzt, hatte sich die Narbe leider nach drei Monaten nicht geschlossen. Der Ärztin, die mich untersuchte, war nach vier Tagen das Risiko zu groß. Sie brach die Reha ab und ließ mich mit dem Taxi hierher zurückfahren. Der Chefarzt ihrer Station kannte meinen Hausarzt und meinte: Den kenne ich ganz gut, der wird das schon machen. Allerdings hatte mein Hausarzt doch ein großes Problem damit. Nach drei weiteren Wochen schloss sich die Wunde auch bei ihm nicht. Einigen Wochen später ließ er die Wunde von einem externen Chirurgen weiter behandeln. Endlich, nach zwei Monaten hatte sich die Narbe geschlossen. Bei einer weiteren MRT stellte man dann in verschiedenen Bereichen der Wirbelsäule die Vorwölbungen fest."

Wahrscheinlich waren sie nach meinem Bericht zufrieden, und nach dem ausführlichen Gespräch für und wider Medikamente gingen beide Ärztinnen.

Die Reaktion kam schon nach zwei Tagen. Frau S. kam mit einem jungen Arzt herein und stellte ihn als Kollegen Dr. W. der >Klinik für Schmerz- und Palliativmedizin< des Hauses vor.

Nach der kurzen Vorstellung erzählte ich ihm: „Im November 2019 war ich einige Tage bei Ihnen, es wurde zwar etwas diagnostiziert. Aber entweder konnte oder wollte mir niemand helfen. Ich verließ damals die Abteilung mit größerem Schmerz als zuvor. Danach rückte mein Hausarzt wieder alles ins rechte Lot. Seitdem bekämpfte ich die Schmerzen mit Oxycodon 20/10, und eigentlich komme ich damit ganz gut klar."

Der Arzt schaute mich lange an, dann meinte er: „Sie müssen wissen, Herr Volkmann, dass es nicht so einfach ist, ein richtiges Mittel gegen Schmerzen zu ermitteln. Es gibt eine Vielzahl an Schmerzen und ebenso Mittel, die helfen sollen. Sie sagten vorhin, dass Sie Schmerz an einer bestimmten Stelle der Wirbelsäule empfinden. Deshalb empfehle ich Ihnen ein anderes Morphin als Targin, es ist ebenso ein Schmerzmittel aus der Sparte Opioide. Targin wird beim schweren Restless-Legs-Syndrom verschrieben, das etwa heißt „Syndrom der ruhelosen Beine." Wenn es keine erkennbare Ursache gibt und nichts Anderes mehr hilft. Targin enthält zwei Wirkstoffe: Der eine heißt Oxycodon und ist ein Opioid, dass wie die anderen Opioide Schmerzen lindern soll, es hat aber den negativen Effekt, den Darm träge zu machen. Hier kommt Naloxon ins Spiel: Naloxon ist ein Feind der Opioide und bremst sie aus. Ein aktiver Mechanismus des Körpers sorgt dafür, dass das Naloxon nur bis zum Darm kommt."

Er überlegte einen Moment und redete dann weiter: „Der Wirkstoff verhindert eine Verstopfung, ohne das Opioid beim Kampf gegen Schmerz zu stören. Das Hydromorphon, welches ich Ihnen vorschlage, ist auch ein starkes Schmerzmittel aus der Gruppe der Opioide. Es ist aber ein künstlich hergestellter Ableger des Morphins, und ausgestattet mit ebenfalls einem starken schmerzlindernden Inhaltsstoff des Opiums. Das Hydromorphon wird bei schwersten akuten und chronischen Schmerzen eingesetzt. Es wirkt nach kurzer Zeit schmerzstillend, analgetisch, indem es im Gehirn, Opioid-Rezeptoren blockiert. Seine analgetische Potenz ist siebenkommafünf Mal stärker als die von Morphin, von dem es ableitet ist. Neben einer Schmerzlinderung ergeben sich durch die Rezeptorblockade wesentliche weitere Effekte. Hydromorphon wirkt unter anderem auch etwas atemdepressiv, das heißt, Atmung wird herabgesetzt, sedierend dämpfend und antitussiv hustenstillend. Deshalb möchte ich Ihnen für die nächste Zeit Hydromorphon empfehlen. Prüfen Sie es doch, und sollten Sie Targin bevorzugen, wechseln Sie zurück."

Mit einem Blick auf mich, wandte er sich an Frau S.: „Behalten Sie Herr Volkmann in der nächsten Zeit etwas genauer im Auge. Bei weniger Schmerzen wird er bestimmt zufrieden sein."

Damit schien seine Aufgabe beendet zu sein.

Er wusste ja nicht, dass Frau S. ihre Patienten und mich, wie eine Glucke ihre Kükchen behütete.

Nach dem Prüfblick auf die Medikamentenliste von mir, strich er Targin/Oxycodon 20/10 und setzte dafür Hydromorphon 8 mg ein. Ich glaubte, dass die Rundreise durch die Klinik bald wohl zu Ende ging, nachdem ich von der einen, weiter zur nächsten Spezielabteilung wanderte.

Mein Skelett war auf die Dichte gemessen und die Szintigraphie hatte ihre Aufgabe überstanden, auch nach möglichen Metastasen zu suchen.

Den Maßnahmen-Katalog und noch einiges mehr, kannte ich bei meiner Frau von häufigen Kontrollen. Nach der Brustkrebserkrankung wird sie bis heute regelmäßig durch einen Tumormarker, und durch CT der Brust und Lymphknoten auf mögliche Metastasen untersucht.

Wenn Maßnahmen dieser Art schon ergriffen werden, muss ich damit rechnen, demnächst durch regelmäßige Kontrollen von Szintigraphie und CT auf Metastasen von Krebs getestet zu werden.

Nach dem Mittagessen, es gab eine sehr leckere Erbsensuppe, bekam ich auch den Besuch von einer Mitarbeiterin des Sozialdienstes der Klinik.

Nach einer vorgegebenen Liste fragte sie mich nach allen möglichen Sachen aus.

An erster Stelle standen Privatsphäre und Ehestand: „Wie sieht es in Ihren Verhältnissen aus? Sind Sie verheiratet oder leben Sie alleine?
Können Sie sich selbst waschen und ankleiden?
Bereiten Sie sich schon einmal selbst die Speisen?
Können Sie noch gut laufen und Treppen steigen?"
Die Befragung berührte weitere soziale Bereiche. Ob ich einen möglichen Besuch zu einer Tagesklinik der Geriatrie hier in der Klinik wünsche?

Auf meine interessierte Frage: „Was macht man dort mit mir"? bekam ich von ihr die einfache Antwort: „Nach Abbau Ihrer Muskulatur, durch langes liegen, werden wir Sie dort wieder etwas fit gemacht
und körperlich aufgebaut."

Danach kam noch die Frage nach meinem Wunsch zum Aufenthalt der Rehaklinik, stationär oder extern in einer Klinik meiner Wahl.

Zuletzt bot sie mir noch die Möglichkeit an, wie ich den Antrag auf mögliche Pflegegrade stelle.

Kapitel 05
Inzwischen war Donnerstag, den 21. Juli 2022.

Der Tag, an dem die Ärztekommission der Klinik über meine weitere Behandlung entscheiden sollte.

Auch dieses Mal war es wieder sehr spät, als mich Frau S. informierte, was mit mir geschehen würde.

„So, Herr Volkmann. Jetzt ist wohl eindeutig bewiesen, Sie haben leider ein Adeno-Carcinom, ein Tumor in ihrem Magen", als sie es mir weiter erklären wollte, unterbrach ich sie: „Frau S. Tun Sie sich selbst und auch mir bitte einen großen Gefallen?", bat ich sie und wartete ihre Zustimmung nicht ab: „Wenn es für Sie möglich ist, erzählen Sie es Morgen am Nachmittag, wenn meine Frau mich besucht. Sie muss unbedingt dabei sein und Sie müssen es nicht zweimal erzählen. Geht das wohl?" Frau S. dachte kurz nach, nickte und schlug vor: „Sagen Sie ihrer Frau, ich würde gegen drei Uhr kommen und versuche den Termin einzuhalten."

Frau S. verließ nun das Zimmer und ich glaubte, etwas Feuchtigkeit in ihren Augen bemerkt zu haben.

Deshalb schwante mir schon etwas Unnormales. Beim Telefonat am Abend verzichtete ich, Hannelore von meiner bösen Ahnung zu berichten. Durch mich soll sie keine schlaflose Nacht haben.

Deshalb sagte ich ihr nur: „Wir haben Morgen eine Besprechung mit Frau S., sie hat uns den Termin für drei Uhr vorgeschlagen."

Ungefähr um elf Uhr am nächsten Morgen, erschien einer der beiden indischen Assistenzärzte und wollte mir erneut etwas über die Anästhesie erzählen. „Wissen Sie was? Ich wurde mehrere Male über Anästhesie informiert, habe sie aber nie richtig verstanden. Lassen wir es einfach dabei." „Gut, ich kann Sie nicht dazu zwingen. Haben Sie vielleicht doch noch die eine oder andere Frage dazu?"

Als ich verneinte unterhielten wir nur ein wenig. Er war ein lustiger Typ, er stammte aus Mumbai, der Hauptstadt Indiens, und war ebenso freundlich wie sein Kollege, der allerdings aus Südindien kam.

Ich berichtete ihm von unseren Reisen: „Im September 1980 haben wir eine Reise nach Sri Lanka gemacht, leider nicht nach Indien. Es war kurz vor der Zeit des Krieges dort. Wir haben eine Rundreise mit einem Einheimischen quer durchs Land nach Trincomalee, Anuradhapura, Kandy und Ratnapura gemacht. Obwohl es mit dem Flieger von Colombo nach Südindien nur ein Katzensprung war, hat es für uns dafür damals nicht gereicht. Wenn ich Ihnen etwas über Sri Lanka erzählen sollte, müssten Sie schon zwei Wochen Urlaub dafür einplanen."

Er lachte laut los, und sagte, als er sich beruhigte: „In zwei Wochen fliege ich nach Hause. Ich bin froh, nach mehr als zwei Jahren endlich wieder Urlaub in meiner Heimat machen zu können."

In seiner humorvollen Art erinnerte er mich an einen jungen Arzt, den alle Mitreisenden bei mir im Reisebus damals *Kindchen* nannten. Er war ebenfalls Inder, und vor fünfundfünfzig Jahren einer meiner Fahrgäste, der mit vier befreundeten Krankenschwestern aus einer Dortmunder Klinik, über Weihnachten und zum „Neuen Jahr" mit der Gruppe nach Paris gefahren ist. Als Reisebusfahrer hatte ich mindestens zwanzig Fahrten nach Paris gemacht, an diese oder auch andere besondere Touren solcher Art, erinnere ich mich besonders gern. Nachts um drei Uhr sind wir vom Hotel am „Place Blanche" zu Fuß, quer durch halb Paris, zu den Markthallen „Quartier Les Halles", gelaufen. Dabei war Kindchen immer hellauf begeistert, und ist sofort in Jubelstürme ausgebrochen: „Zehn, und da ist schon wieder einer!" wenn er beobachten konnte, dass ein Fleischträger von einer der vielen Huren in ein Stundenhotel gezogen wurde.

Das spielte sich alles direkt neben dem Restaurant >Au Pied de Cochon<, in der Rue Coquililere ab. Deutsch übersetzt heißt es nur: >am Schweinefuß<.

Auf dem Trottoir, direkt vor dem Restaurant hat der Maitre de Chef einen kleinen Stall für ein Ferkel eingerichtet, in dem sich ein Spanferkel tummelt.

Bis 1979 war das Restaurant nur ein kleineres Bistro, in dem wir mit der kleinen Gruppe, in dieser

Nacht, die Zwiebelsuppe mit überbackenem Käse, typisch für die Hallen und einem Rosé Wein genossen. Heute findest du am gleichen Platz ein hervorragendes, exklusives Restaurant vor, welches uns seitdem vier Mal schon mit erstklassigen Menüs verwöhnte. Escargots et moules, (Schnecken, mit Austern) und mit anderen französischen Spezialitäten für Hannelore. Zuletzt waren wir 2016 dort, und jedes Mal werde ich an die humorvolle Atmosphäre des Films „Das Mädchen Irma la Douce", mit Shirley MacLaine und Jack Lemmon erinnert. Leider wurde 1970 das berühmte Marktviertel aus dem Zentrum von Paris nach außerhalb, zum Vorort nach Rungis verlegt.

Das ist wirklich sehr schade!
In der darauffolgenden Woche, war für mich absolut Ruhe angesagt. Außer den üblichen Mahlzeiten fanden nur Visiten der Ärzte und üblichen Besuche des Pflegepersonals statt.

Olaf konnte am Dienstag die Klinik verlassen.
Wie beim letzten Mal war sein Befund auch dieses Mal wieder negativ geblieben.

In der Nacht gegen drei Uhr wurde plötzlich das Licht eingeschaltet, und mein neuer Zimmernachbar Engelbert als Notfall einquartiert. Wir stellten uns in dem Augenblick nur kurz vor und sprachen dann ab, erst am Morgen weiter zu reden.

Nach dem Frühstück erzählte er: „Ich bin auf der Arbeit zusammengebrochen. Ein altes Magenproblem, das mich schon längere Zeit plagt. Solch einen Anfall habe ich bisher nie gehabt. Jetzt sollen mich die Ärzte erst einmal gründlich untersuchen."

Ich fragte ihn nach seinem skurrilen Namen: „Engelbert, so wie der Komponist der Oper Hänsel und Gretel oder der britische Popsänger Engelbert Humperdinck?"

„Engelbert, Ja. Humperdinck, Nein. Ich habe mit beiden nichts zu tun, nicht mal entfernt verwandt."

Danach erzählte er mir von seiner Arbeit in einer Fabrik, die Gläser für alle möglichen Lebensmittel herstellt, und der Firma, mit Hauptsitz in England.

Am Nachmittag kam Hannelore, und kurz danach erschien auch Frau S., auf die Minute pünktlich.

Wir setzten uns zusammen an den Tisch und Frau S. begann: „Wir konnten jetzt alle möglichen Untersuchungen abschließen, und nach Ausschluss anderer Möglichkeiten, kamen wir zu einem Ergebnis. Ich muss Ihnen leider mitteilen, dass wir in ihrem Magenzentrum ein Adeno-Carcinom festst…", sie schluckte einmal tief durch, und in ihren Augen füllte sich ein Hauch von Tränen, als sie weitersprach: „also, es steht jetzt fest, dass es ein Tumor ist. Ob ein bösartiger oder gutartiger Krebs, können wir genau erst sagen, wenn uns, innerhalb von zwei bis drei Tagen endlich der Bericht des Histormorphologischen Instituts Bochum vorliegt."

Zuerst blickte Hannelore zu mir, danach Frau S. hoffnungsvoll an und erkundigte sich: „Wie geht es denn jetzt mit meinem Mann weiter? Sagen Sie uns bitte die ganze Wahrheit. Wir vertragen sie gut."

Frau S. blickte zuerst mich und danach Hannelore ruhig an, ihre Augen schimmerten immer noch feucht: „Nehmen wir an, dass unsere Vermutung stimmt, dann muss der Magen vollständig entfernt werden. Aber das wird inzwischen gut ausgeführt. Sie müssen keine Angst vor der Operation haben."

Darauf erklärte ich ihr lächelnd: „Wissen Sie was, Frau Doktor, wenn irgendwer, uns eine Krankheit angeboten hat, haben wir uns sofort bei ihm gemeldet. Meine Frau hat schon fünf Brustkrebs Operationen hinter sich. Beim ersten CT nach der fünften OP wurden von den Ärzten am Rand der Lunge Metastasen gefunden. Da ihnen eine weitere OP zu riskant war, haben sie sich für eine Verkapselung durch Spritzen entschieden. Jetzt holt sie sich alle vier Wochen hier im Brustzentrum zwei Chemospritzen ab. Bei mir wurden inzwischen beide Knie durch TEPs ersetzt, dazu hatte ich eine Jutta-Facettzyste in Höhe LWS drei bis vier links und als Krönung noch zwei Schlaganfälle gehabt. Zum

Glück sind davon nur geringe Schäden zurückgeblieben. Es war aber jedes Mal ein harter Schlag für uns. Wir sagen uns dann nur: Was soll? Es gibt immer noch Schlimmeres. Dafür hatten oder haben wir bisher und noch immer ein wunderbares Leben. Wir konnten schon viele Länder auf der halben Welt bereisen. Vier Mal Asien, einmal Australien, fünf Mal Amerika und neben Kenia haben wir die ganze Nordküste Afrikas bereist. Ich hätte es schon fast vergessen, eine Reise ging noch in die Karibik. Seit März 2002 fahren wir jedes Jahr mit unserem Caravan zwischen vier bis sechs Monaten quer durch Europa. Wir sind seit vierundfünfzig Jahren verheiratet. Ich behaupte mal, es ist eine gute Ehe. Für mich ist meine Frau das Beste, was mir im Leben passieren konnte. Jetzt im September werde ich achtzig und habe mein Verfallsdatum längst überschritten. Was soll mir jetzt überhaupt noch passieren?
Machen Sie doch mit mir, was sie wollen!"

Sie lächelte mich verständnisvoll an: „Ich verstehe Sie voll und ganz. Dass Ihre Ehe und das Verhältnis zwischen ihnen stimmen, habe ich schon bemerkt. Ich bin auch fest davon überzeugt, dass Sie auch noch diese Herausforderung überstehen werden."

Kurz danach, Hannelore war schon nach Hause gefahren, kam Gaby, Engelberts Frau. Engelbert hatte zwangsläufig den größten Teil des Gesprächs mit Frau S. mitgehört. Zuerst sprachen wir nur über die Umstellung auf meine neue Schmerztablette und dann über Gaby. Dann erklärte Engelbert mir: „Gabi sitzt schon mehrere Jahre im Rollstuhl, und wird von multiplen Schmerzen im Rücken und in den Füßen geplagt. Sie bekommt schon sehr lange Hydromorphon. Allerdings glaube ich, in einer noch wesentlich stärkeren Dosierung als du. Sie ist damit zufrieden."

Dann griff Engelbert das Gespräch mit Frau S. auf: „Ich habe zwangsläufig einen Teil eures Gesprächs vorhin mitgehört. Wir haben einen Wohnwagen, der bei Ibbenbüren fest auf einem Campingplatz steht. Wegen Gabis Behinderungen können wir nicht mehr weit reisen. Da ist der Wohnwagen eine Alternative. Mein zweites Hobby ist tischlern und basteln", wechselte er plötzlich das Thema vom Urlaub mit Wohnwagen, und zog sein Smartphon aus der Tasche, dann zeigte er mir stolz sein selbstgefertigtes Vorzelt, mit eingebauter Küche und sonst so einige Dinge.

Plötzlich bot er mir unverhofft an: „Wenn ihr mal Lust habt, könnt Ihr uns ja einmal besuchen. Ruft aber rechtzeitig vorher an, ob ich an dem Tag frei habe und wir auch auf dem Platz sind."

War es Mitleid wegen des Krebses in mir?

Ich weiß es nicht!

Aber für mich war die Situation heute nicht ganz so schlimm, wie damals, als man mir im Jahre 1996 die schreckliche Mitteilung machte, dass Hannelore wegen Brustkrebs schnellstens operiert werden sollte.

Deshalb versuchte ich nun, Engelbert etwas genauer über den wesentlichen Unterschied zwischen damals und heute zu informieren.

Genauso, wie ich mein Leben in diesem Buch hier offen beschreibe, versuche ich es ihm klarzumachen. Abgesehen vom täglichen Besuch von Frau S. ergab sich bis Mittwochnachmittag nichts Neues.

***

Kapitel 06

Bis zum Jahr 2000 kamen einige ungezählte Fahrten mit unserem Auto in alle möglichen Staaten und Städte Europas. Nach unserer Erfahrung mit Bulgarien, konnte ich Hannelore leider nicht mehr zum Besuch in Staaten des ehemaligen Ostblocks bewegen. Seit 2001 haben wir mit dem Caravan, bis auf Länder, wie Irland, Finnland und Norwegen fast alle, quer durch ganz Westeuropa abgegrast. Zu unseren Favoriten gehörten Frankreich und Spanien. Als Reisebusfahrer habe ich ungefähr zwanzig Mal Paris beruflich und weitere sechs Mal privat besucht.

Bis auf sehr wenige Gegenden kennen wir von Frankreich fast jede Provinz. Auch Spanien ist uns sehr ans Herz gewachsen. Wir verliebten uns in den hübschen Ort Oropesa, und die Landschaft herum. Von 2008 bis 2016 waren wir mindestens zwei Mal im Jahr, im Frühjahr und Herbst, für mehrere Monate auf dem Campingplatz Torre la Sal und auf einigen anderen. Dann kamen bei mir leider die ersten schlimmeren Erkrankungen, mit zwei Knieprothesen. Und ab 2017, nach meinem zweiten Schlaganfall, war für mich der Zug wohl endgültig abgefahren."

Engelbert unterbrach mich kurz: „War es denn so schlimm, dass ihr seitdem keine weiteren Reisen mehr gemacht habt?"

Ich überlegte kurz und gestand ihm: „Eigentlich nicht sehr. Aber jetzt sind wir wieder bei dem Ausgangsthema. Ich sagte dir vorhin doch, dass mir diese Krankheit nicht so viel ausmacht, und genauso wenig, wie es in Zukunft mit mir weitergeht. Ich gehe sogar noch den Schritt weiter. Ich will nur noch leben, weil ich meine Frau nicht allein lassen möchte. Es hört sich vielleicht etwas großkotzig an. Aber, ich hatte mit meiner Frau ein herrliches Leben, und bin inzwischen achtzig geworden, sag mir einmal bitte, was kann ich zukünftig noch erleben?"

Für einen kurzen Moment hätte man die Flöhe laut husten gehört, kurz danach bestätigte Engelbert mich: „Irgendwie ist deine Einstellung sogar verständlich, aber meinst du nicht, dass es möglicherweise irgendwann wieder etwas besser mit der Gesundheit wird und ihr noch einige schöne Reisen machen könnt?"

„Drei Jahre nach dem zweiten Schlaganfall haben wir einen ersten Versuch gestartet, und für drei Wochen ein Wohnheim in der Nähe von Middelburg in Südholland gemietet. Wenn wir normal nach Spanien gefahren sind, haben wir die 1800 Kilometer, mit 2 bis 3 Übernachtungen im Hotel oder Caravan, locker in drei Etappen geschafft. Es war immer eine gemütliche Sache. Aber diese nur etwas mehr als 300 Kilometer nach Holland waren für mich, jetzt schon sehr anstrengend. Jetzt wagen wir nicht einmal, meinen Bruder in der Nähe von Stralsund zu besuchen."

„Ach, das werdet Ihr bestimmt doch bald ändern. Wie weit ist es eigentlich bis MeckPom. Ich meine genau bis nach Stralsund?"

„Über Hamburg sind es rund 650 Kilometer, über Berlin ist es etwas weiter. Mein größtes Handikap ist immer noch, dass ich nicht mehr gut laufen kann. Bei mehr als zehn Metern ohne Rollator ist schon Schluss. Und den Gedanken, mal eine Kreuzfahrt zu machen, hat Hannelore bisher abgelehnt, sie meint, ich würde wahrscheinlich das Schiff nicht verlassen. Dann sollten wir besser zu Hause bleiben. Bei meinen Schwindelattacken hat sie wahrscheinlich Angst davor, mir könnte etwas passieren. Ich kann sie gut verstehen!"

Engelbert meinte nach einer kurzen Überlegung: „Also, mein Angebot bleibt trotzdem immer bestehen. Solltet ihr einmal die Lust dazu haben, besucht uns doch auf unserem Campingplatz."

Nach kurzer Überlegung meinte ich: „Vielleicht komme ich noch auf das Angebot zurück."

Während der häuslichen Quarantäne rief ich Engelbert an, erwischte ihn bei Freunden in Österreich.

Er erzählte mir nur, dass er dort zu Besuch sei und sich melden würde, sobald sie wieder zurück in ihrer Wohnung wären. Das war Ende September 2022, und bis heute kam der Anruf bei mir nicht an.

Kapitel 07

Plötzlich wurde unser Gespräch unterbrochen. Ein Arzt rauschte ins Zimmer, den ich vorher nie gesehen habe, weder bei der Visite, noch sonst irgendwo.

„Herr Volkmann? Guten Tag, Dr. F. mein Name, ich werde die Operation ihres Magens durchführen."

„Ist das schon endgültig entschieden?" fragte ich ihn und war dabei ein wenig erstaunt.

Er wunderte sich über meine Äußerung: „Hat man Ihnen das bisher nicht erklärt? Auch egal, dann erkläre ich Ihnen jetzt, wie ich da vorgehen werde. Ich teile es Ihnen schon heute mit, weil ich zwei Wochen, bis zum ersten August, Kurzurlaub habe. Die Kollegen werden es dann im Gremium entscheiden. Ich bin nur zuständig für die entsprechenden Operationen. Vielleicht bekommen Sie vorher noch eine Chemotherapie, und werden danach erst operiert. Vielleicht auch umgekehrt. Das liegt aber daran, wie Ihre letzten Werte ausfallen. Jetzt aber zurück zu der Operation."

Prüfend und etwas abschätzend blickte er mich von oben bis unten Körper von an, dann meinte er ironisch: „Das wird eine harte Arbeit für mich", und nach einer provozierenden Pause meinte er: „wenn Sie etwas weniger in Ihrem Leben gegessen hätten, wäre die Arbeit für mich dabei wesentlich leichter."

Ich wusste genau, was er damit ausdrücken wollte. In etwa so, dann müsse er sich nicht durch soviel Fett wühlen oder dagegen kämpfen. Solche oder ähnliche Kommentare hatte ich schon oft genug, vorher von anderen Ärzten gehört. Auch von solchen, die mich an Gewicht oft noch übertroffen hätten.

Durch diese abfällige Aussage wurde er mir nicht unbedingt sympathischer, und selbst wäre er eine attraktive Frau, ich wollte mich nicht in ihn verlieben.

Danach wurde er wieder sachlich, fuhr fort: „Wir fangen einmal in der Reihenfolge an, wie ich die Operation durchführen werde. Ich beginne erst mit einem Schnitt quer unterhalb des Thorax. Dann wird der Magen entfernt, und die beiden Enden der Speiseröhre und des Dünndarms zusammengezogen, danach durch einen Flansch miteinander verbunden. Und was jetzt folgt, das müssen Sie verstehen oder auch nicht. Die Stelle wurde bis vor wenigen Jahren noch vernäht, leider gab es damit häufig Probleme. Heute wird, wie bei einem Installateur ein Flansch über die Rohre geschoben und so verbunden. Haben Sie das Ganze bis hierhin verstanden?"

Als ich kurz bejahte, stellte ich ihn mir als Klempner vor. Er erinnerte mich an den Orthopäden, der vor Jahren in vollem Ernst bei meiner Frage, ob es nicht möglich sei, anstatt das Knie ewig zu punktieren, mir eine Prothese einzusetzen, lächelnd erklärte: „Jetzt eine Knie-Operation kann ich nicht empfehlen, da gehen heute zu viele noch schief. Bei der Hüfte ist es anders, diese OP wird schon von einem Automaten oder vom Hausmeister der Klinik gemacht. Vorher hat er noch die Toiletten reinigte."

Dr. F. bemerke mein Lächeln, reagierte aber nicht näher darauf, stattdessen fragte er sachlich weiter: „Waren Sie schon beim Anästhesisten wegen der Erklärung zur Spinalanästhesie? Wenn nicht, tun Sie es bitte zügig. Sie müssen die Erklärung bestätigen. Die Station wird Ihnen zügig den Termin nennen."

Zum Ende der Woche gab es noch keinen Termin zum Anästhesisten, der fand gleich am Montag statt.

Dieses Mal musste ich nicht so lange warten und es kam schon nach zehn Minuten zu dem Gespräch. Die erste Frage der jungen Ärztin lautete: „Was wissen Sie von der Anästhesie, oder von Narkose?"

Dafür nahm ich mir eine Pause, und zählte sie kurz durch, so kam ich auf mindestens acht Vollnarkosen, die ich bisher in meinem Leben erhalten hatte.

„Deshalb muss ich Sie aufklären, damit Sie auf mögliche Probleme eingestellt sind, und wir das Risiko geringhalten." erklärte sie mir. Danach fuhr sie fort: „Es gibt verschiedene Möglichkeiten von Anästhesiemitteln, die unterschiedliche Wirkungen entwickeln. Zu den Verfahren beziehungsweise den Mitteln gehören bei der Allgemeinanästhesie erst die Vollnarkose. Dazu gibt es die Regionalanästhesie, das ist eine Teilnarkose, oder Lokalanästhetika, auch lokale Betäubung genannt. Die kennen Sie bei kleineren Eingriffen, zum Beispiel vom Zahnarzt, her."

Sie unterbrach kurz und ich nutzte die Gelegenheit ihr zu erklären: „Bisher kannte ich nur die Lokal- oder Vollnarkose, die in die Vene gespritzt wurde. Bei der Vollnarkose musste ich zuerst eine Maske aufsetzen und irgendetwas einatmen, dann wurde mir ein Gift gespritzt, und später wachte ich wieder auf. Oder auch die örtliche Anästhesie, bei der nur unmittelbar, die zu behandelnde Stelle betäubt wird und der Patient kann sonst alles miterleben."

Die Ärztin schien mit sich, und mir zufrieden. Sie begann sofort mit einem exzellenten Vortrag, den sie mir mit einem Flyer zusätzlich bestätigte: „Die Vollnarkose ist wichtig, sie versetzt den Patienten während des Eingriffs in Schlaf. Die Vollnarkose ergreift den ganzen Körper, so dass die Patienten bewusstlos werden. Die Spinalanästhesie bewirkt eine Unterbrechung der Signalweiterleitung in den Rückenmarksnerven. Dazu spritzt der Arzt bestimmte Betäubungsmittel (Anästhetika) in den Hirnwasserraum (Liquorraum) ein, der das Rückenmark umgibt. Das verwendete Medikament hemmt neben Schmerz-, Druck- und Temperaturempfinden außerdem die Nervenfasern, die die Muskulatur und Teile des unwillkürlichen Nervensystems steuern. Und weil das Rückenmark sämtliche Nervensignale des Rumpfs und auch aller Extremitäten an das Gehirn weiterleitet, kann man große Körperbereiche mit einer Spinalanästhesie von den Beinen bis zum Brustkorb betäuben. Bis wohin das Empfinden ausgeschaltet wird, hängt davon ab, in welchem Bereich des Rückenmarks es wirken soll. Eine Spinalanästhesie kommt bei vielen Operationen im Bereich der Beine, des Beckens oder des Bauches zum Einsatz. Dazu zählen auch orthopädische und urologische Eingriffe. Weil die Spinalanästhesie den Körper weniger belastet als eine Vollnarkose, stellt sie oft eine schonende Alternative dar. So wird sie beispielsweise bei Patienten mit Herz-Kreislauf-Problemen bevorzugt. Eine Spinalanästhesie kann auch zusätzlich zu einer Vollnarkose angewendet werden. Dadurch sinkt erstens der Verbrauch von Schmerzmitteln während und nach der Operation und zweitens erholen sich die Patienten schneller. Eine Spinalanästhesie dient uns zur Betäubung der Rückenmarksnerven. Im Gegensatz zu den anderen Anästhesieverfahren wird dabei ein Medikament unmittelbar neben die Nerven gespritzt. Somit lassen sich in kurzer Zeit große Körperbereiche betäuben, während der Patient bei vollem Bewusstsein bleiben kann. Durch andere Medikationen kann er auch vollkommen betäubt werden. Eine Spinalanästhesie wird erzeugt, indem der Arzt eine dünne Nadel im Bereich der Lendenwirbelsäule einsticht. Er schiebt diese zwischen zwei Wirbeln nach vorne und dringt dabei durch mehrere Bänder der Wirbelsäule. Er durchstößt die harte Rückenmarkshaut (Dura mater) und erreicht den mit Hirnwasser (Liquor) gefüllten Raum, der das Rückenmark umgibt. Sobald Liquor in die Spritze fließt, weiß der Arzt, dass die Nadel richtigliegt und er kann das Medikament spritzen. Das geschieht meist einmalig."

Sie blätterte kurz in ihrer Broschüre herum und fuhr danach bestätigend fort: „Man kann dazu aber einen Plastikschlauch (Katheter) in den Liquorraum einführen, der uns ermöglicht, die Medikamente über einen längeren Zeitraum zu geben. Beschaffenheit und Dosis des Medikaments sowie die gute Lagerung des Patienten entscheiden darüber, auf welcher Höhe und Stelle der Wirbelsäule eine Spinalanästhesie wirken soll. Eingespritzt wird das Anästhetikum aber immer nur im Bereich der Lendenwirbelsäule. Der Patient befindet dabei in Seitenlage oder sitzender Position. Das Einführen der Nadel ist nicht schmerzhaft, weil der Arzt die Einstichstelle zu Beginn örtlich betäubt. Allerdings verspüren einige Patienten manchmal ein unangenehmes Druckgefühl. Bereits wenige Minuten nachdem sie das

Anästhetikum in den Liquor-Raum gespritzt bekommen, bemerkt der Patient zunächst manchmal ein Wärmegefühl und Kribbeln in den betroffenen Bereichen. Aber nach ungefähr fünfzehn Minuten hat die Spinalanästhesie ihre volle Wirkung erreicht und der Patient kann für die Operation gelagert werden. Sie können diese Beschreibung gerne mitnehmen", schob mir die Ärztin zum Ende unseres Gesprächs einen Flyer über den Tisch. Sie ließ mich unterschreiben, dass ich von ihr über die Anästhesie informiert sei. Danach animierte sie mich: „Nehmen Sie ihn mit, möglicherweise könnten Sie irgendwann diese Hinweise einmal privat benutzen. Wir sehen uns kurz vor der Operation wieder."

Vierzehn Tage Bettruhe und kaum eine Bewegung hatten mir schon die ersten richtigen Probleme mit meiner Muskulatur verschafft. Ich drehte jetzt ein paar Runden mit dem Rollator, den ich schon seit fünf Jahren, nach meiner zweiten Knieoperation zur Unterstützung benötigte. So lief ich täglich zwei bis drei Runden auf dem ungefähr fünfzig Meter langen Flur. Meine Reaktion, mich etwas aufzubauen, wurde sowohl von Frau S. und vom Personal erkannt.

Nach zwei Tagen, erschien ein Physiotherapeut der Reha- Abteilung im Hause, übte einige Bewegungen mit mir, dabei versuchten wir den Flur auszumessen. Oberhalb seiner Maske erinnerten mich die Augen nicht nur an einen Schauspieler und Komiker. Er war ungefähr gleich klein, und mit der zarten Figur hätte er der ältere Bruder von Milan Peschel sein können.

Auf meine neugierige Frage: „Wie kommt`s, dass Sie plötzlich die Übungen mit Nording- Walking mit mir machen", antwortete er: „Die Anweisung kam von Frau S., sie meinte, dass Sie langsam etwas Bewegung benötigen würden. Aber, eine Frage ist viel wichtiger, wer hat ihnen den Rollator verpasst? Stellen Sie sich doch einmal gerade hin und nehmen die Griffe des Rollators fest in beide Hände."

Ich tat, wie er es mir gesagt hatte, dann fragte er: „Merken Sie denn nicht, dass er zu hoch für Sie ist? Er muss eine gerade Linie bilden. Aber Ihr Rollator ist gut fünf bis sechs Zentimeter zu hoch. Das sollten Sie schnell ändern lassen."

Am nächsten Tag kam schon die Mitarbeiterin des Sanitätshauses aus dem Kolosseums von gegenüber, die einen für mich angepassten Rollator bestellte und ihn mir nur wenige Tage später zustellte.

Kapitel 08

Am späten Abend erschien Frau S., wie erwartet. Sie schien wieder sehr abgekämpft, aber irgendwie von einer wichtigen Sache erleichtert zu sein: „So, Herr Volkmann. Bis auf eine Maßnahme habe ich alles vorbereitet. Wir müssen nur noch den Port setzen, durch den die Chemikalien der Therapie geleitet werden. Es ist kein großer Aufwand. Nur ein kleiner Schnitt an der Schulter und schon ist alles vorbei. Ich melde Sie für Morgen an. Einverstanden?"

Sie fragte mich so verbindlich, als hätte sie es mir oft abgeschlagen, und mich nicht darangehalten.

„Ist ja gut. Ich habe Ihnen mehrfach gesagt, dass Sie mit mir machen können, was Sie wollen", waren meine letzten Worte an dem Abend. Spinalanästhesie, Port sind einige der Begriffe, die ich mit vielen anderen in den letzten Tagen hörte, nicht immer verstand, und nicht mehr oft an sie erinnere.

2017, nach dem zweiten Schlaganfall muss ich bis heute noch, gegen unangenehme Folgen ankämpfen.

Die rechte Schulter ist teilweise eingeschränkt, ich kann nicht mehr, wie vor dem Schlaganfall, alles über meine Schulter heben oder mir die Haare kämmen.

Vielleicht ist deshalb auch das ständige Schwindelgefühl eine entscheidende Folge. Offensichtlich habe ich nicht genug darauf geachtet. Trotz aller Besuche bei Ärzten, die vielleicht die Ursache finden könnten, Augen- und HNO Arzt, sind wir kein Stückchen weitergekommen. Mein zweites Handicap ist seitdem ein teilweiser Verlust meines Erinnerungsvermögens, wobei ich mich oft, an verschiedene Wörter nicht mehr erinnere. Hinzu kommt ein reduziertes Hören, dagegen habe ich angekämpft und mir ein Hörgerät zugelegt. Um Gesichter erkennen zu können, braucht sich ein Gegenüber nur die Maske zu entfernen, dann wäre alles für mich in bester Ordnung.

Der Dienstag verging anfangs total langweilig.
Bis auf eine Unterhaltung mit Engelbert, und einem stärkeren Konzert der Luftdruckhämmer spielte für uns keine interessante Musik mehr auf. Plötzlich erklangen am Abend auf der Station, einige laute Töne, die ich schon kannte.

Eine weibliche, raue Stimme schrie um Hilfe.
„Waruuum hilft mir den Niemaaand. Ich habe doch soo grooße Schmeerzen. Hiiilfe, Aach Nee, Hiiillffe, höört miiich Niiemmaaand. Hiiillffeee!"

Über einen geschätzten Zeitraum von ungefähr eineinhalb Stunden klang der Hilferuf über den Flur. Und er wiederholte sich noch einige weitere Male. Engelbert schien von den bittenden Rufen leicht geschockt und blickte mich fragend an.

Ich klärte ihn auf: „Für mich ist es kein Déjà-vu, sondern völlig real. Wenn du glauben solltest, einen Traum zu erleben, darf ich dich beruhigen. Das höre ich heute schon zum zweiten Mal. Es ist kein Geist, sondern handelt sich dabei um eine ältere Frau mit Demenz. Sie wird gleich noch eine Schmerztablette bekommen, dann ist es bald vorbei"

In dem Fall verstummten ihre Schreie aber erst kurz nach Mitternacht und starben dann langsam ab, bis sie endgültig verstummten.

Bei der spät in der Nacht durchgeführten Zucker- und Temperaturkontrolle sagte uns die Nachtschwester vom Dienst, was ich Engelbert schon erklären konnte: „Es handelte sich um eine ältere Frau von über neunzig Jahren, sie ist stark dement und merkt gar nicht, dass sie so einen Wirbel veranstaltet."

Und nach einem kurzen Telefonat redete sie weiter: „Wissen Sie was, heute Nacht bin ich mit meiner Kollegin für zwei Stationen zuständig. Das sind über fünfzig Patienten. Wenn plötzlich zur gleichen Zeit, die Klingel von mehreren Patienten gedrückt wird, müssen wir uns entscheiden, wen wir als ersten behandeln. Manchmal dauert eine erste Behandlung nur wenige Minuten, oft aber auch länger. Es wird dann aber schlimm, wenn sie auf weit entfernten Zimmern gleichzeitig klingeln. Dann ist zusätzlich ein Sprint über dreißig Meter fällig, und nur noch mit Skatern zu bewältigen."

Ich verstand die Nachtschwester mit ihrer Sorge ganz gut, und auch ihr andauerndes Problem, deshalb fragte ich sie: „Hängt das auch mit Corona zusammen, oder war der Nachtdienst immer so schlimm?"

Daraufhin bekam ich von ihr aber eine beruhigende Antwort: „Unterschiedlich, es gibt auch Nächte in denen wir die Tabletten der Patienten in aller Ruhe zusammenstellen können und nicht häufig von ihnen gerufen werden. Nur die Intensivstation und >Stroke unit< haben immer mehr Personal im Einsatz, aber da geht es oft nur um wenige Sekunden."

Am Mittwoch wurde ich früh in den OP gebracht, dort wurde ich örtlich betäubt und man setzte mir dann den Port in der linken Schulter ein. Wie gesagt, es ging schnell und war vollkommen schmerzlos.

Donnerstag, den 21. Juli 2022.

Ich wartete auf das Ergebnis der Kommission und wurde langsam schon ein wenig ungeduldig.

Wie werden sich die Ärzte entschieden haben?
Muss ich in die angedrohte Chemotherapie?

Eine Chemo wurde mir von Hannelore, und anderen Bekannten, bisher immer als schlimm und sehr belastend beschrieben.

Nach den Äußerungen hatte ich nun kein Interesse mehr daran, selbst eine Chemo kennen zu lernen, und könnte darauf gerne verzichten. Also hieß meine neue Devise: Tee trinken und in aller Ruhe, die

Entscheidung der Ärzte abwarten. Sie werden sich schon richtig für mich entscheiden.

Frau S. hatte mir den neunundzwanzigsten Juli als den Tag der ersten Chemo- Eingabe angekündigt.

Ob der Termin wohl beibehalten wird?
Bisher war ich es gewohnt, dass es immer sehr spät wurde, bis Frau S. endlich erschienen ist.

An dem Abend wurde es besonders spät, genauer gesagt, sie erschien überhaupt nicht. zunächst war ich enttäuscht und glaubte schon, die Ärzte hätten noch etwas Außergewöhnliches bei meinem Labor festgestellt. Frau S. wollte es mir, deshalb hübsch verpackt erst zu Weihnachten präsentieren.

Am 21.Juli 2022 kam Frau S. schon morgens um zehn. Zuerst untersucht sie Engelbert, dann zu mir.

Danach überraschte sie mich mit dem schönsten Lächeln, das ich mir unter der Maske vorstellte: „Herr Volkmann, ich habe drei Nachrichten für Sie. Die erste wichtige Nachricht: die für Freitag vorgesehene Chemotherapie hat das Ärzte-Gremium zuerst gecancelt. Der Grund: Ihre Nierenwerte sind für die Chemotherapie zu schlecht, und zu riskant. Die zweite Nachricht, über die Sie sich freuen dürfen: ziehen   Sie sich an und packen Sie ihre Sachen. Sie können wieder für einige Tage zu ihrer Frau nach Hause. gehen, und bleiben Sie dort in privater Quarantäne bis zum zweiten August. Aber vermeiden Sie bitte jeden Kontakt mit anderen Personen, oder Besuche. Die dritte und endscheidende Nachricht lautet: Am 28. Juli 2022 dürfen Sie zum erneuten PCR- Test ins Testcenter nach drüben, und am 3. August werden Sie operiert. Wir haben Sie schon für den 2. August auf der Station A4, Gastroenterologie und Chemotherapie angemeldet. Rufen Sie aber bitte am ersten August die Stationsschwester dort an, sie wird ihnen sagen, wann genau Sie am zweiten August auf der Station erscheinen sollen."

Auf einmal fühlte ich zwei konträre Aussichten für die soeben angekündigte Zukunft in mir entstehen. An die Pflegekräfte und an Frau S. dieser Station B4 hatte ich mich inzwischen gewöhnt. Deshalb fiel es mir auch sehr schwer, sie in Zukunft zu missen, und wieder andere Personen kennen zu lernen.

Langsam ging ich auf Frau S. zu und versprach: „Ich habe mich trotz Allem auf der Station hier sehr wohl gefühlt und verspreche Ihnen: Wenn danach alles wieder gut mit mir geworden ist, schreibe ich ein Buch darüber. Aber, zum Schluss habe ich noch eine persönliche Bitte an Sie. Bisher konnte ich Sie nur hinter ihrer Maske sehen. Jetzt tun Sie mir bitte einen Gefallen, und legen Sie die Maske nur kurz für eine Sekunde ab, ich möchte mir ihr sympathisches Gesicht, für spätere Zeiten in Erinnerung rufen."

Ich weiß nicht, was sich Gaby und Engelbert in dem Moment, bei meinem Wunsch dachten. Aber sie blickten mich aus großen Augen verwundert und erstaunt an. Langsam ging ich auf Frau S. zu, die schon wegen der möglichen Infektionsgefahr, um etwa eineinhalb Meter von mir zurückgetreten war. Und wie ich Sie vorher gebeten hatte, zog sie nun die Maske herunter und zeigte mir ihr hübsches Gesicht.

So oder annähernd ähnlich hatte ich mir Frau S. lächelnd, mit blonden Haaren vorgestellt. Ihr Foto im Internet wurde in natura, voll und ganz bestätigt.

„Leider müssen Sie ungefähr eine Stunde auf den Abschlussbericht warten. Ich beeile mich damit."

Ich blicke sie an und fragte mit breitem Grinsen: „Ich habe nur noch eine wichtige Frage. Sagen Sie mir bitte, was habe ich verbrochen? Warum kann ich nicht hier auf der B 4 bleiben. Ich habe mich an Sie und das gesamte Team der Station gewöhnt."

Sie schien anscheinend der gleichen Meinung wie ich zu sein: „Das liegt nicht an mir, sondern an der Organisation der Klinik. Bisher war die B4, Innere Abteilung für Diagnosen, besondere Therapien und allgemeine Behandlungen für Sie zuständig. Aber ab jetzt ist die Gastroenterologie für Sie alleine zuständig, und der Bauchraum fällt nun einmal auf die Abteilung Station A 4. Aber, zu Ihrem Trost, die beiden Stationen befinden sich doch auf der gleichen Etage. Besuchen Sie uns, sooft Sie wollen."

Dann drehte sie sich lächelnd um, und ging hinaus. Gaby und Engelbert schauten mich noch immer ein wenig sprachlos an, aber ich beruhigte sie: „Wenn ihr auch glaubt, ich alter Bock von achtzig hätte mich in Frau S. verknallt, bewegt ihr euch leider auf einem Holzweg. Sie ist doch höchstens Mitte dreißig. In meinem Leben lernte ich bisher nur wenige Menschen kennenlernen, die mir beruflich imponierten. Vielleicht reichen gerade die Finger einer Hand aus. Frau S. erscheint mir, eine gute Ärztin zu sein, oder noch zu werden. Sie setzt sich empathisch für ihre Patienten sehr stark ein. Leider grenzt ihre Empathie schon fast an Mitleid, was sie vielleicht einmal belasten wird. Meiner Meinung nach, fällt sie im Vergleich zu anderen Ärzten damit aus dem allgemeinen Raster. Andere Ärzte, die ich bisher konsultierte, vermittelten mir oft genug einen Eindruck, dass bei ihnen das Geld vor der Empathie rangierte. Bisher habe ich nur wenige gute Ärzte in meinem Leben kennen gelernt. Dabei kommen Hautärzte und Orthopäden in der Beurteilung am Schlechtesten weg. Es ist zwar legal, dass beide in zwei Minuten ihr geringes Honorar verdienen wollen. Die Diagnosen erstellen sie kurz und bündig, ohne sich über das eigentliche Problem Gedanken zu machen. Stell ich Frau S. dazu in Vergleich, war sie für mich wirklich die Ausnahme. Was sie alles mit mir bisher angestellt hat, war schon erstaunlich. Mir ist aber auch klar, dass sie sich für jeden anderen Patienten genauso einsetzen würde, wie für mich. Deshalb hatte ich vom ersten Moment wirklich ein absolutes Vertrauen zu ihr. Sollte ich sie, aus welchem Grund auch immer, bei einem Besuch in der Klinik noch einmal treffen, lade ich sie zum Essen ein und hoffe, dass sie annimmt. Soviel zum Thema „verliebter Gockel."

Ich packte meine paar Habseligkeiten zusammen. Kurz darauf kam eine Schwester herein, und reichte mir den Umschlag: mit dem Abschlussbericht.

„Kann ich sonst noch etwas irgendetwas für Sie tun?", fragte sie, nachdem ich ihr einen kleinen Betrag als Dank für die gute Betreuung gegeben hatte.

Als ich kopfschüttelnd verneinte, verabschiedete sie sich von mir. Ich wünschte Gaby und Engelbert alles Gute und ging sofort hinter ihr her.

Wer weiß, ob oder wann wir uns jemals treffen.
Als ich die Station B4 hinter mir gelassen hatte, nutzte ich die Gelegenheit, und warf in der Besucherecke zuerst noch einen Blick in den Entlassungsbericht.

Eigentlich war der für den Hausarzt bestimmt, ich war aber stark interessiert und neugierig auf ihn.

Der Bericht umfasste acht Seiten, von denen ich nur die wichtigsten für mich herausgenommen habe.

Endgültiger Entlassungsbericht
Impfstatus: nach aktueller Leitlinie kompl. geimpft
Wir berichten über Herrn K-H, V., der sich vom 01.07.22 als Übernahme von der Klinik M1 des Hauses für innere Medizin von der Klinik bis zum 21.07.22 in unserer stationären Behandlung befand.
Diagnose: Schlecht differenziertes, tubuläres Adenokarzinom des Magenantrums, diffuser Typ nach Laurén, ED 07/2022 CEA 1,14 ng/ml, CA19-9 16,52 U/ml, CA 7-4 2,0 U/ml. Gastroskopie 06/2021 Verdacht auf Magenkarzinom im Bereich des Antrums, kleinkarrvaturseitig, Ausdehnung bis zum Pylorus, keine Stenose, Borrmann Typ III.

Es folgten sechs weitere Angaben zu der Diagnose. Auf die medizinischen Kenntnisse verzichtete ich, und den **Therapieverlauf** mit acht Punkten und zwölf Unterpunkten, sowie den **Vordiagnosen** mit sechs Punkten ebenfalls.

Danach folgte zuerst die Notiz:
SARS-CoV-2-Abstrich vom 28.06.2022 negativ und eine Medikamentenliste, mit vierzehn Tabletten, die in morgens elf, mittags drei, abends acht Pillen, gesamt zweiundzwanzig aufgeteilt waren.

Weitere Empfehlungen:
- Tägliche Gewichtskontrolle und ärztliche Vorstellung bei Zunahme >1,5 kg Gewicht
- Vorstellung zum PCR-Abstrich auf eine
- COVID-19 Infektion am **29.07.22** um **8.40 h**
- Wiederaufnahme in unserer chirurgischen Abteilung am **2.08.22** auf der Station **B4**, geplante Gastrektomie am Folgetag, wir bitten Sie, sich am **1.08.22** unter der Nummer **XXX** auf der Station B4 telefonisch zu melden; um die Aufnahmeuhrzeit zu besprechen.
- Bitte um Laborkontrolle im hausärztlichen Rahmen in der kommenden Woche, insb. der Kreatinin- und Hämoglobinwerte.

Epikrise

Die stationäre Aufnahme des Patienten erfolgte initial in unserer kardiologischen Abteilung zur Abklärung einer zunehmenden Belastungsdyspnose sowie rezidivierenden kollaptischen Ereignissen.

Für die ausführliche Darlegung der kardiologischen Untersuchungsergebnisse verweisen wir freundlichst auf den Entlassungsbericht.

Im Rahmen der Abklärung einer mykrozytären hypochromen Anämie wurde eine Gastroskopie durchgeführt. Die zeigte den hochgradigen Verdacht auf ein Magenkarzinom im Antrum, bis zu Pylorus reichend, so dass eine Verlegung in unsere Abteilung erfolgte. Der Verdacht wurde histologisch bestätigt, Es zeigte sich ein Adenokarzinom mit dem diffusen Typ nach Lauren. Wir führten eine Endoskopie durch, in der die Muskularis nicht vollständig dargestellt werden konnte, so dass endosonographisch eine Klassifikation in uT3 gestellt wurde. Es konnte keine sichere Lymphadenopathie festgestellt werden. Wir führten weiterhin im Rahmen des Standings ein CT Thorax/Abdomen durch, dabei zeigte sich eine lokoregionäre Lymphadenopatie, Fernmetastasier-ungen wurden nicht nachgewiesen. Allerdings imponierte die gesamte Wirbelsäule mit auffällig hohen Dichtewerten, eine Skelettszintigraphie wurde durchgeführt.

Die weiteren Seiten habe ich wohlweislich flüchtig gelesen oder völlig überschlagen. Wenn ich sie jetzt weitergelesen hätte, wäre ich wohl kranker geworden, als ich mich zu dem Zeitpunkt überhaupt fühlte.

Es lagen noch weitere, ernsthafte Maßnahmen in der nächsten Zeit vor mir und das Ergebnis würde sich erst nach der durchgeführten Operation und der Reha danach zeigen.

***

Zweites Buch

Operation

02.08. bis 28.08.2022

Kapitel 09
Vorbereitung zur Operation

Am 28. Juli fuhr ich in die Klinik zum PCR- Test. Abartig, ich genoss, wie mir das Wattebäuschchen nacheinander in Mund und Nase geführt wurde. Bis zum Antritt am kommenden Dienstag hielt ich aber mein Word, und die Quarantäne auch fest ein.

Hannelore hatte am ersten August früh auf der Station A 4 angerufen, um zu erfahren wann genau ich dort bei ihnen antanzen soll, um das Bett zu belegen.

Die genannte Zeit zwölf Uhr war annehmbar und am zweiten August brachte sie mich zur Klinik. Dort war alles für mich schon vorbereitet. Am

Klinikeingang, lag bei der Kontrolle, schon eine Info über mich vor. Ohne erneute Anmeldung konnte ich von dort, von der Rezeption direkt zur Station A 4 gehen.

Als ich dann auch noch wie König Charles empfangen wurde, und die Schwester mich dann noch zu einem Einzelzimmer brachte, war für mich die große Überraschung fast perfekt.

War es nur ein Versehen von ihnen, oder wurde ich von irgendeiner Person möglicherweise protegiert?

Meine Frage an die Stationsschwester deshalb war: „Haben Sie sich vielleicht geirrt? Ich bin ziemlich sicher, es gibt von mir kein Recht auf ein Einzelzimmer. Ich weiß auch, dass ich eine Zusatzversicherung oder ähnliches, bisher nicht abgeschlossen habe. Wie kann es dann so etwas für mich geben?"

Darauf erhielt ich nur die kurze Antwort: „Doch, auch so etwas gibt es. Aber wir haben leider kein Bett mehr in einem Mehrbettzimmer auf der Station frei. Seien Sie doch darüber froh."

Ob ich darüber unbedingt froh sein sollte, stellte sich schon am gleichen Nachmittag heraus. Ein Einzelzimmer hat nicht nur besondere Vor-, sondern auch wesentliche Nachteile.

Hiermit beschreibe ich einige Vorteile, die ein Patient, mit entsprechender Zusatzversicherung erwirbt.

Klinikaufenthalt im Vergleich mit Versicherung: >Einzelzimmer mit Chefarztbetreuung, Auswahl einer Tageszeitung nach Wunsch, zum Mittagessen ein zusätzliches Gericht zur Wahl, sowie täglich ein Hand- und Badetuch. Und für einige der Patienten ist ein Krankenhaustagesgeld, in entsprechender Höhe< sehr wichtig.

Vielleicht ist noch ein weiterer Vorteil, dass er sich nicht das Schnarchen oder das dumme Gerede seines Zimmernachbarn anhören muss.

In diesem speziellen Fall, war noch die andere Lage des Zimmers wichtig. Wenn vom Mittag, die Sonne auf der Station B 4 vom Westen in den Raum schien und aufheizte, lag jetzt das neue Zimmer in Richtung Osten. Es war angenehm kühl und das Konzert des Presslufthammers kam auch nur noch stark abgeschwächt herein.

Für Hannelore und mich besaß es nie eine besondere Bedeutung, wenn sie oder ich einmal krank wurden und deshalb in eine Klinik mussten. Wir spekulierten dann nicht mit dem Krankenhaustagegeld, und wollten uns auch nicht dadurch unbedingt bereichern, sondern nur gesundwerden.

Wobei das immer eine unbeantwortete Frage blieb. Aus den oben genannten Gründen haben wir deshalb nie so eine solche Versicherung abgeschlossen. Jetzt zähle ich einmal die Nachteile auf, von denen sich ein erster Beweis schon am Nachmittag abzeichnete: >Wer nicht gern alleine ist, dem fehlt unbedingt die Unterhaltung durch den Bettnachbarn. >mir nicht<. In erster Linie fehlt in einem Notfall aber schnelle Hilfe. >Mehr Nachteile fallen mir dazu nicht ein<

Nach ungefähr einer Stunde waren meine Garderobe und Utensilien eingeräumt, ich legte mich aufs Bett um mich von den Anstrengungen ein wenig zu entspannen.

Ich muss wohl fest eingeschlafen sein, als mich starke Schmerzen aufweckten.

Um nach Hilfe zu rufen, wollte ich die Klingel benutzten. Nach mehreren Versuchen stellte ich leider fest, dass der Adapter an der Wand offenbar defekt, und das Kabel nicht miteinander verbunden war. Ich fühlte mich immer noch sehr schwach. Also versuchte ich es mit lauter Stimme. Ich schrie, und lauschte danach auf den Flur, um zu hören ob jemand in dem Moment an dem Zimmer vorbeilief, und mich möglicherweise hören konnte.

Ich versuchte es mehrere Male.

Aber, als sich nicht das Geringste tat, hatte ich wohl die glorreichste, blitzgescheite Idee seit langer Zeit!

Morgens hatte mich Hannelore telefonisch auf der Station angemeldet. Sie wird die Nummer der Station wohl gespeichert haben. Ich rief sie an und bekam von ihr die Rufnummer.

Kurze Zeit, nachdem ich auf der Station angerufen hatte, bekam ich, umgehend eine Antwort darauf. Es war leider nicht nur ein telefonischer Rückruf. In Gestalt einer Furie stürmte die Stationsschwester in das Zimmer. Sie schrie mich an: „Was fällt Ihnen dabei wohl ein? Wie kommen Sie überhaupt an unsere Nummer? Ab sofort verbiete ich Ihnen, noch irgendwann einmal diese Telefonnummer anzurufen!"

Eigentlich hätte sie doch wissen müssen, dass wir die Nummer offiziell bekommen hatten, um uns darüber bei ihr auf der Station anzumelden

Um ihre Wut noch etwas gewaltig zu steigern, und um den Ernst ihrer Aussage heftig zu untermalen, hob sich plötzlich ihre Stimme zu einem schrillen Ton an: „Haben Sie mich verstanden? Nie mehr!"

Ich schob ihren Ausbruch auf die allgemeine Stress- und Belastungssituation zum Teil Corona zu. Die Schwester, die sie begleitete, grinste ihr hämisch hinter dem Rücken nach, und verließ kopfschüttelnd die Kampfstätte, einen Schritt vor ihrer Chefin.

Was hatte ich eigentlich Schlimmes begangen?

Ich hatte Hannelore nur angerufen, um mir selbst aus der dummen Situation zu helfen. Die Telefonnummer war auch nicht geheim, und offiziell, vorher an uns weitergegeben worden.

Um es jetzt noch kurz und spannend zu machen, die Störung war durch ihren gewaltigen Auftritt leider nicht behoben worden.

Diese Panne passierte mir noch drei oder vier Mal im Laufe des Nachmittags.

Aus Schaden oder Erfahrung wird man klug. Von dem Moment handelte ich anders. Wenn ich dann bei den nächsten Versuchen bemerkte, dass der Kontakt defekt war, verließ ich, sogar unter Schmerzen das Bett und stellte notdürftig die Verbindung her.

So hatte ich meine Ruhe vor dieser unfairen Hexe.

Dieser Raum war ebenfalls schon renoviert und eindeutig als Einzelzimmer geplant. Wenn in den anderen Zimmern der Station B4 die Armaturen für Geräte und Sauerstoff vorher auf gleicher Höhe von einem Meterzwanzig horizontal verliefen, wären sie sogar für drei Betten möglich gewesen. Hier in dem Zimmer verliefen sie vertikal und verdeckten somit alle technischen Anschlüsse durch eine Holzpaneele.

Im Bad war die Gestaltung, sinnvoll auf den persönlichen Bedarf des Patienten ausgerichtet.

Nach dem schrecklichen Anschiss der Furie, musste ich mit einer ärztlichen Maßnahme rechnen, aber man ließ mich in Ruhe.

Wie sollte man mich denn bestrafen?
Weil ich mir selbst geholfen hatte?

Oder weil der Adapter defekt war?
Das würde an sich, schon eher die Stationsschwester oder auch die gesamte Haustechnik betreffen.

Am dritten August erschien ein Personentransporter, er fuhr mich schon um kurz vor acht in den OP.

In der Schleuse, in der ein Patient von seinem Bett auf den OP- Tisch gehoben wird, standen schon vier Personen als Hilfe bereit, und erwarteten mich.

Im anschließenden Vorbereitungsraum bat mich die Anästhesieärztin, auf den dort stehenden Tisch zu klettern und erklärte mir anschließend: „Jetzt passiert genau das, was ich Ihnen schon in meinem Büro erklärt habe. Sie erinnern sich daran?"

Ich nickte zwar zur Bestätigung, konnte mich aber nicht mehr genau an die Erklärung erinnern, die vor zehn Tagen stattgefunden hatte.

Sie würde es behalten haben und auch noch wissen, so sollte man meinen und auch hoffen.

Eine der drei anderen OP- Hilfen schob mich auf der Tischkante in die Position, die sie für die weitere Hilfe als richtig einschätzte.

Dann erklärte mir die Wortführerin ruhig, die vor mir, gegenüber frontal stand: „Sie müssen sich bitte etwas vornüberbeugen und beide Arme locker herunterhängen lassen. Wir versuchen nun die richtige Stelle zwischen zwei Wirbeln zu finden. Das kann zwar etwas länger dauern, ist aber für die Anästhesie unbedingt wichtig. Nicht so", korrigierte sie meine Position, „Können Sie die Arme bitte noch ein wenig tiefer herunterhängen lassen?"

„Geht schon", war meine gestöhnte Antwort.

„Gut. Dann wollen wir es uns noch einmal ansehen." Sie musste wohl mit der Ärztin einen Augenkontakt aufgenommen haben, und schien etwas unzufrieden zu sein. „Herr Volkmann. Jetzt entspannen sie sich bitte und lockern Sie ihre Arme noch einmal richtig auf. Wir beginnen noch einmal von vorn. O.K."

Sie wusste ganz klar, um was es ging. Ich merkte, dass sie auch firm darin war. Dann kniete sie sich vor dem Tisch auf eine Bank, rechts und links standen die beiden weiteren Helferinnen, die jetzt meine Arme fest nach unten drückten und dort mit viel Druck gepresst herunter hielten. Diese Prozedur wurde noch mehrfach und geduldig mit weiteren Versuchen durchgeführt, bis sie auch passten.

Die Zeit zerrann uns sehr schnell wie im Fluge. Ich glaube jetzt, nachdem wir die Stellung wahrscheinlich dreißig bis vierzig Minuten mehrfach getestet hatten.

Danach spürte ich, wie die Fingerspitzen der Ärztin etwas in den Hohlraum zwischen den Wirbeln drückte, und ihn dann als akzeptable einschätzte. Am Augenschlag der vor mir sitzenden, tonangebenden Kommandantin, würde ich sagen, vermutete ich eine perfekte Übereinstimmung zwischen ihr und der Anästhesistin. Die Nadel mit dem Katheder steckte zwischen zwei Wirbeln in meinem Rücken.
Danach hefteten sie ihn mir im Rücken an, und führten ihn über die rechte Schulter am Hals vorbei. Mehrere Klebestreifen sicherten sie ihn von dort und über verschiedene Positionen im Rücken ab.

Was anschließend mit mir geschah, entzieht sich bis heute noch meiner Kenntnis. Ich muss plötzlich fest eingeschlafen sein, und ohne, dass ich etwas davon bemerkte, wurde ich anschließend operiert.

Von der eigentlichen Operation merkte ich nichts. Nicht einmal, wie lange sie gedauert, und auch nicht, ob sie ohne Probleme stattgefunden hat. Wie gerne hätte ich die eigene Operation miterlebt, um jetzt darüber schreiben zu können. Aber es war mir durch die Vollnarkose leider nicht vergönnt.

Also überließ ich den Ärzten freie Hand.
Hier könnte oder sollte fast noch ein Bericht über die Operation stehen. Aber den Vorgang konnte ich leider nicht miterleben, weil ich ihn verschlafen habe

***

Kapitel 10

Ungewohnte Geräusche, mit denen ich am Anfangs nichts anfangen konnte, drangen plötzlich an mein Ohr und blieben mir danach noch in Erinnerung. Über meinem Kopf bestätigte mir das weißlich gelbe Flackern einer Leuchtstoffröhre, dass ich die Operation wohl gut überstanden haben musste.

Also schien es sicher zu sein, ich lebte noch.

Die Stimmen wurden lauter und ich konnte wieder einzelne Worte verstehen, aber den Sinn noch nicht deuten. Plötzlich setzte sich das Bett mit mir in Bewegung. Auf einmal tanzten die einzelnen Leuchtstofflampen im Takt und Schein über mir. Sie wurden für einige Meter im Voraus, immer etwas heller und dunkler. Wie bei einer Fahrt durch einen langen Tunnel, danach nahmen sie plötzlich auch wieder ab.

Die Helle des Lichts wurde irgendwann herunter gedimmt, und es tat meinen Augen auch endlich gut. Ich vermutete, wir befanden uns bald darauf im Lift, als es sich noch stark verdunkelte, waren wir vermutlich schon auf der Intensiv-Station angekommen. Soweit ich nach wenigen Stunden registrieren konnte, bestand die Intensivstation, im

Vergleich zu anderen Stationen, vorher aus vier Räumen mit je acht Betten. Als Fachmann konnte ich feststellten, dass die tragende Wand zwischen den Stützen entfernt, und dadurch ein großer Raum mit sechs Betten geschaffen war. Also waren aus je zwei Räumen, ein größerer entstanden, und der zweite Raum ähnlich, wie der erste. So bestand die Station jetzt vermutlich aus zwölf Betten.

Vor sechs Jahren, bei meinen Schlaganfällen, bestand die Stroke- Unit damals, zusammen aus zweieinhalb Räumen, mit gesamt sechs Betten.

Kaum stand mein Bett an der gewünschten Stelle fest, begannen schon zwei fähige Schwestern die verschiedenen Saugnäpfe der Überwachungsgeräte mit unzähligen Kontakten geschickt, an meinem Körper zu verteilen. Nach kurzer Zeit, bis zu meinem vollkommenen Aufwachen, begannen die unterschiedlichen Geräte mit halblauten Piepsern ihre Tätigkeit.

War es hoch, so entsprach es wahrscheinlich dem Herzschlag mit Puls? Etwas tiefer brummte wahrscheinlich der Blutdruck? Vermute ich, oder vielleicht doch umgekehrt?

Gleichzeitig stimmten die Instrumente der anderen Patienten im Konzert mit einer eigenen Melodie ein. Dazu gesellten sich das unterdrückte Stöhnen, sowie einige laute Schmerzschreie der Rekonvaleszenten.

Zum Teil übertönte ihr Geschrei, die Geräusche und das Piepen der anderen Geräte.

Warum war das wohl so?

Jetzt erinnere ich mich nicht mehr genau daran, aber vermutlich hatte ich große Schmerzen, und deshalb auch nach einem Arzt verlangt.

Als er endlich kam, fragte ich ihn: „Können Sie die Instrumente und das Geschrei etwas leiser einstellen? Es ist ja nicht zum Aushalten."

Ich musste ihn wohl etwas bösartig angefahren haben, er erwiderte mir genauso schroff: „Dann müssten Sie sich selber einmal hören. Sie können es genauso gut, oder sogar besser. Schlafen Sie zu ihrem eigenen Wohl schnell ein, dann bekommen Sie nichts von ihrem eigenen Stöhnen mit."

Wegen meiner unberechtigten Beschwerde, begannen meine Leidensgenossen gleichzeitig, aus halbem Trotz, mit ihren Geräten ein extrem lautes Konzert.

Vielleicht schlief ich deshalb, danach gut ein.

Etwas später in der Nacht, wurde ich durch die leichte Berührung am Arm geweckt. Eine Nachtschwester wechselte den Tropf aus, und schloss behutsam oben am Galgen einen neuen an.

„Was ist das? Oder besser gefragt, wofür."

Ich verstand sie kaum, weil sie, um die anderen Patienten nicht aufzuwecken, sehr leise war und flüsterte:

„Das ist ein sogenanntes Astronauten-Menü, nur eine Proteine zu ihrer Stärkung. Nach ihrer schweren Operation müssen wir Sie wieder ein wenig aufpäppeln, damit Sie schnell auf die Beine kommen."

Der Rest der Nacht verlief für mich dann ruhig. Es war nur manchmal von wenigen Geräuschen der Überwachungsgeräte gestört.

* * *

Kapitel 11

Was danach geschah, beschäftigte mich noch in folgenden Nächten, manchmal sogar bis heute.

In einer der Nächte träumte ich, ich läge in einem Grab! Am nächsten Morgen erinnerte ich mich nur, dass der Traum mich in der Nacht, an vier Ziele in verschiedenen Ländern führte. Und an der Sache war außerdem eigenartig, dass es sich hierbei immer um Szenen in Höhlen oder ähnlich dunklen Motiven handelte. Wir hatten alle irgendwann auf unseren Reisen in den letzten Jahren besucht. Im Traum ging ich zuerst eine gewisse Zeit durch die historischen Gräber innerhalb Roms. Die Calixtus-Katakombe liegt ungefähr in der Mitte zwischen der Via Appia Antica und Via Ardeatina, und ist das die wichtigste und bekannteste Katakombe von mehr als sechzig unterirdischen Gräbersystemen. Die erste Gemeindekatakombe nach Verfolgung der Christen, wurde deshalb ehrenhalber nach dem Bischof von Rom, Calixtus dem I. benannt. Man betraute ihn als Diakon mit Verwaltung der ganzen Anlagen, und er ließ sie anschließend noch erweitern. Die Erinnerung an diese halbdunkle Atmosphäre ließ mich manchmal erschauern. Sogar jetzt noch im Traum.

„Ich lebe doch", dachte ich, „aber, warum liege ich jetzt hier in einem Grab?"

Danach wechselte sich der Ort. Langsam glitt die Landschaft von einem zum anderen Bild. Es wurde freundlicher und endete in einem romantischen Tal. Bei der Fahrt mit dem Caravan durch Frankreich, verließen wir in Höhe Montelimar die Autobahn, um die Jean-Marie Chauvet-Höhle zu besuchen. Diese Höhle wurde 1994 entdeckt und nach ihrem Entdecker benannt, sie befindet sich im Ardèche Tal, nah bei der Kleinstadt Vallon-Pont-d'Arc. Mit ihren Ritzzeichnungen und Höhlenmalereien gehört die Höhle, zu den bedeutendsten archäologischen Funden der Welt. Mit der Caverne du Pont-d'Arc wurde ein Museum erstellt, das eine exakte Nachbildung der Chauvet-Höhle darstellt, und

befindet sich nur wenige Kilometer vom Original entfernt. Die Fahrt dorthin wurde für uns zwar ein Umweg eines halben Tages, der sich aber voll gelohnt hatte. Die Fahrt ging dann weiter durch das Tal der Ardèche, bis wir von Pont-Sankt-Esprit wieder auf die Autobahn in Richtung
nach Spanien weiterfuhren.

Wieso ich in der Phase meines Aufwachens auf die Erinnerungen der Höhlenbesuche kam, versuche ich noch bis heute vergeblich zu ergründen. Wenn es sich bei meinen Träumen schon einmal um Reiseerinnerungen handelte, aber, warum mussten es dann immer nur dunkle Räume sein?

In der Nähe von Santillana del Mar befinden sich die historische Stadt Santillana, aus dem späten 17. Jahrhundert. Fünfzehn Kilometer entfernt, liegt die berühmte Altamira-Höhle, die man erst sehr spät im 19. Jahrhundert entdeckte. Ebenso wie die Chauvet-Höhle in Frankreich, darf die Höhle, in Kantabrien/Nordspanien wegen der prähistorischen Malerei, aus klimatischen Gründen nicht besucht werden. Aber, unweit des Originals, im Museum, konnten wir die weltberühmten Malereien wie: Pferde, Bisons, Hirsche, und andere Tierarten besichtigen.

Rund vierzig Kilometer von Valencia entfernt, bildet im Vall d`Uixo, die Cuevas de San José, eine weitere besondere Attraktion. Ein Besuch lohnte

sich. Er dauert rund fünfzig Minuten. wobei achthundert Meter davon im Boot auf einem unterirdischen Fluss absolviert werden. Eine kurze Strecke dazwischen, muss man zu Fuß erkunden, bevor es von einem bestimmten Punkt wieder mit dem Boot weitergeht. Die Höhepunkte bei der Bootsfahrt sind dabei der
Diana-See, Saal der Fledermäuse und die Kathedrale.

Zum Schluss meiner Träumerei tauchte in mir immer wieder der gleiche Gedanke auf, wieso erinnere ich mich ausgerechnet an diese vier Höhlen?

Warum eigentlich nicht an andere Höhlen, die ich ebenfalls schon besucht habe?

Dabei denke ich zunächst an die Drachenhöhle, >Cuevas del Drach<, die als Besuchermagnet an der Ostküste Mallorcas, südlich von Porto Cristo liegt. Während der Führung, gleitet man ebenfalls in einem Boot, aber auf Europas größten unterirdischen See, wobei man von einer Aufführung bei klassischer Musik mit Lichteffekten begleitet wird.

Da konnte ich schon als Kind mit der Volksschule, die Ata- und Dechenhöhlen im Sauerland und noch weitere im Umkreis meiner Heimatstadt besichtigen.

Hatten denn diese Gedanken an Höhlen überhaupt irgendetwas mit meiner Operation zu tun? Warum? Oder geschahen sie später auf der Intensivstation?

Später versuchte ich immer wieder sie zu ergründen. Hatte ich die Träume nur während der Operation erlebt? In der Intensiv-Station? oder auch danach?

Nur wenige Tage später ging mein unterbrochene Traum schon weiter.

* * *

Kapitel 12
Rekonvaleszenz

Am Morgen des vierten August, spielte sich alles, ähnlich wie vorher auf der Normalstation ab. Der einzige Unterschied dabei, dass mich eine Schwester nach dem Frühstück wusch und pflegte. Beim ersten Check stellte sie der Messung des Diabetes und der Temperatur erschreckt fest: „Herr Volkmann, heute liegt ihr Zuckerwert schon weit über vierhundert, das ist viel zu hoch. Wir müssen jetzt, sofort darüber mit unserem Chef, Doktor L. sprechen."

Ungefähr um zehn Uhr fand die Chefvisite statt. Als Doktor. L. im Gefolge seines Teams von Ärzten und Schwestern die Intensivstation betrat, war es schon ein beeindruckender Auftritt.

Das ganze Team wackelte wie junge Entchen, oder eine Balletttruppe hinter ihm her. Anschließend postierten sie sich um mein Bett, jeder kannte seinen Platz entsprechend der Rangordnung.

Bei der Visite waren neben einer Ärztin, und den beiden Schwestern des Pflegepersonals der Intensivstation, auch der Operateur Dr. F. hinter Chefarzt Dr. L. aufgelaufen.

Nach der allgemeinen, üblichen Frage: „Wie geht es Ihnen heute?" antwortete ich ihm kurz: „Wenn Sie mich so fragen, ging es mir schon einmal besser."

Dr. L. lachte über meinen Scherzversuch, danach deutete er auf Dr. F., der unten am Fußende meines Bettes stand und auf meine Antwort wartete: „Danken Sie Doktor F., er sollte ihr Hero sein, er hat eine phantastische Arbeit an ihnen geleistet!"

Dann ging ich doch etwas näher auf die Frage von Dr. L. ein: „Ich ehrlich zugeben, ich hatte Schlimmeres erwartet. Aber jetzt habe ich für mich eine andere, wichtige Frage: Darf ich am 14. September wenigstens wohl ein oder zwei Glas Bier trinken? Ich habe nämlich Geburtstag, und werde achtzig Jahre."

Dr. L. grinste noch immer von meinem Witz zuvor, aber dann lachte er plötzlich laut los: „Von mir aus können Sie trinken, soviel Sie nur mögen. Sie werden schon spüren, wann Sie aufhören müssen. Das betrifft auch alle anderen Speisen oder Getränke. Nur meinen Rat dazu: Versuchen Sie zum Anfang alles mit kleinen Schritten und hören besser vorher auf, bevor es Ihnen vielleicht über werden könnte."

Seine Stimme wurde sehr ernst, als er weitersprach: „Kommen wir doch noch einmal auf ihren Diabeteswert zurück. Es ist unbedingt erforderlich, dass Sie die Proteine zu sich nehmen, und auch in der Menge bekommen. Wir werden so viel Protein wie möglich in Sie hineinpumpen, und zwar genau solange, bis auch die anderen Werte stimmen und Sie uns dann zufrieden verlassen werden."

Seine Aussage beruhigte mich etwas, ich sagte ihm: „Schön es von Ihnen zu hören und ich will auch das Beste dazu leisten. Bei Google konnte ich lesen, das Durchschnittsalter im Jahre 2022 betrug bei Frauen 83,4 und bei Männern 78,5 Jahre. Wie ich feststelle, habe ich mein Verfallsdatum überschritten. Es ergibt sich somit daraus, dass ich jetzt schon ungefähr das Zweieinhalbfache an Rente herausbekam, als ich vorher eingezahlt habe. Also hat es sich für mich schon gelohnt. Jetzt befinde ich in einem Alter, in dem sich so alte Böcke wie ich, jetzt sogar die harten Krusten des Weißbrotes abschneiden, um sie im Park an die kleinen Entchen zu verfüttern. Den Rest kann ich dann noch lutschen. Verstehen Sie mich jetzt?"

In der Runde lachten alle wieder über den Witz, und nachdem sich alle beruhigten, sagte Dr. L. zu mir: „Gut so! Machen Sie genau so weiter!"
Kaum hatten sie die IS verlassen, kaum die jüngere der beiden Krankenschwestern an mein Bett: „Herr Volkmann, es tut mir sehr leid für Sie, aber aus ihrem Plan es wird wohl nix, Morgen, oder in den nächsten Tagen nach Hause zu gehen. Ihre Nierenwerte sind noch zu schlecht. Damit wird Sie Dr. L. mit Sicherheit noch nicht gehen lassen."
Schon wieder so ein blöder Satz mit X.
Sie stand inzwischen so dicht neben meinem Bett, ich konnte ihren zarten Körper jetzt einmal in aller Ruhe, über einen längeren Zeitraum betrachten.
Daraufhin fragte ich mich ernsthaft, wie können so kleine, zierliche Frauen wie diese, mich ohne Mühe problemlos im Bett anheben und umdrehen?
Dabei schätzte ich ihre Größe auf knapp einen Meter sechzig, und ihr Gewicht auf rund fünfzig Kilo. Wie schaffen sie und ihre Kollegin es außerdem täglich, solche Nervensägen, wie den Nachbarn gegenüber, oder auch mich wohl gelegentlich, zu ertragen.
Der Kerl hatte bald die halbe Nacht gestöhnt und oft genug nach der Schwester geschrien. Zum Glück war er jetzt endlich ruhiggestellt. Hinzu kamen noch die andauernden Geräusche eines Presslufthammers,

der den Schall von über uns, nach hier, oberhalb der siebten Etage, voll übertrugen.

Wenn ich im Stillen noch immer gehofft hatte, bald nach Hause zu gehen, wusste ich jetzt genau, dass es eine Illusion, eines unrealistischen Traums war.

Am Abend besuchte mich der Stationsarzt, den ich in der Nacht zuvor sehr bösartig angepflaumt hatte, und bat ihn deshalb um Verzeihung.

Er blickte mich überrascht oder vielleicht etwas erstaunt an, winkte lässig ab und meinte: „Ach, wenn das wirklich Alles sein sollte. Da sind wir aber schon ganz andere Sachen gewohnt. Deshalb habe ich für Sie eine freudige Überraschung. In ihrer Anamnese ist der Diabetes- Wert mit täglich mehrfachem Spritzen von Insulin vermerkt. Wie lange spritzen Sie sich
eigentlich schon?"

„Genau genommen seit Zweitausenddrei, die Metformin Tabletten schon seit drei Jahren vorher. Warum? Ist der Wert schlechter geworden?"

Er lächelte, danach eröffnete er mir eine Freude: „Ich sah heute Morgen Ihre letzten Werte, und dann habe ich sie seit dem ersten Tag nach hier, zurückverfolgt. Und wie ich jetzt beurteilen kann, sobald wir die wahnsinnigen Werte von über vierhundert wieder auf Normal gebracht haben, setzen wir das Insulin ganz, und Metformin

Tabletten auf die Hälfte ab. Bitte kontrollieren Sie aber die Werte nach wie vor, täglich drei Mal und Sie werden sich wundern."

Am Nachmittag besuchte mich Hannelore und ich konnte ihr erfreut die neue Überraschung mitteilen.

„Wahrscheinlich werde ich Morgen wieder in mein Zimmer zurückgebracht, von da an geht's bergauf", versprach ich ihr und bemerkte ihre Erleichterung. Mir ging es aber nicht annähernd so gut, wie ich es Hannelore nach außen hin demonstrierte.

Auch mein Weg zur Toilette wurde notgedrungen durch einen Rollstuhl mit einer sogenannten Pfanne (Pinkeltopf) vorübergehend eingesetzt.

Mein Stuhlgang kam nur noch extrem flüssig. Meine letzte Nacht auf der IS wurde durch zwei Neuzugänge leicht gestört. Mitten in der Nacht bekam ich zwar starke Schmerzen in Magennähe und unterdrückte sie. Auf gar keinen Fall wollte ich länger auf der IS bleiben. Dann lieber doch das Einzelzimmer.

Als die Schwester mich morgens wusch, und danach meine Werte überprüfte, lagen sie alle wieder im regulären Bereich. Die Stationsschwester beauftragte daraufhin, einen Patiententransporter, mich auf mein normales Zimmer in der Station 4 A zu bringen.

Es war Donnerstag der 5. August 2023.

Ein Pfleger, den ich vorher noch nicht gesehen hatte, schob mein Bett in die Mitte des Raumes und ließ mich dort ohne einen weiteren Kommentar stehen.

In der darauffolgenden Nacht bekam ich schon wieder sehr große Schmerzen, zudem musste ich noch schnell auf die Toilette.

Mehrere Male betätigte ich die Nachtklingel.
Als nach geschätzten zwanzig Minuten niemand erschien, versuchte ich alleine zum Klo zu gehen.

Kaum war ich aus dem Bett geklettert, fühlte ich das Unheil über mich hereinbrechen, es kam schon, was sich anschließend leider nicht vermeiden ließ.

Ich will es nicht bis ins kleinste Detail beschreiben, deshalb beschränke ich mich nur auf einige Speisen, die ich am Abend vorher zu mir genommen hatte.

Leider, gab ich sie, ohne eigene Entscheidung, jetzt in umgekehrter Reihenfolge, wieder zurück.

Als endlich der Pfleger da war, konnte ich ihm nur mein Bedauern aussprechen, und gleichzeitig das Reinigen des Fußbodens überlassen.

Mitten in der Nacht, es mochte ungefähr drei Uhr gewesen sein, erschien eine junge Frau, die sich als Ärztin vorstellte, und mir offerierte, in den nächsten Nächten die Zucker- und Blutdruckwerte zu kontrollieren. Mein Blutdruck war normal, manchmal etwas zu niedrig, aber beim Zucker lag der Wert noch immer in der Höhe von mehr als dreihundert.

Normal sind achtzig bis einhundertzwanzig.

„Wenn ich bedenke, dass ihre Werte in den letzten beiden Nächten über vierhundert lagen, ist es schon ein gewaltiger Fortschritt. Es muss eindeutig an der Menge des Proteins liegen. Sobald es reduziert wird, fallen auch die Zuckerwerte. Sie werden es erleben."

Am nächsten Morgen wollte ich mir, und auch den Schwestern der Station beweisen, dass ich schon bald wieder kräftig genug bin. Mit meinem Rollator lief den Gang zwei Mal hin und zurück, so wie ich es grade verkraften konnte.

Aus den Augenwinkeln heraus, bemerkte ich, wie beim Vorbeigehen einer der Physiotherapeuten, der sich angeregt mit einem Patienten und einer Krankenschwestern unterhielt, das Gespräch abbrach, und einen bewundernden Blick hinter mir herwarfen.

Beim Vorübergehen sagte er mir noch: „Klasse, so machen Sie es richtig. Ab Morgen machen wir diese Tour aber gemeinsam. Richten Sie sich schon einmal auf einen längeren Ausflug zum Treppenhaus ein."

Damit meinte er, wegen der beiden Knieprothesen sei es für mich eine Herausforderung, die Stufen der Treppe zu nehmen.

Am nächsten Morgen kam ein neuer Pfleger auf die Station 4 A. Seine Augen, die mich von oberhalb der Maske anblickten, brachten mich auf die verrückte

Idee, fass er eine gewisse Ähnlichkeit mit dem Berliner Schauspieler Milan Peschel hat.

Immer, wenn er nachdem das Zimmer betrat, hatte ich einen seiner vielen Filme sofort im Kopf. Da besuchte er mich, mit >*Schneewittchen, allein im Wald*<, oder einer der beiden Ehemänner aus der TV Serie: >*Doppelhaushälfte*<. Zudem hatte er im >*Tatort*< und weiteren Filmen einen Psychopaten gespielt.

Inzwischen hatte sich mit einigen Schwestern ein besserer Kontakt entwickelt. Zwei der Lehrschwestern, die sich anfangs sehr distanziert benommen hatten, waren plötzlich nett und sehr hilfsbereit zu mir.

Eine erzählte mir von ihrer Verwandtschaft in der Türkei, und den schönen Ferien die sie dort immer bei ihrer Großmutter verbringt.

Leider habe ich ihren Namen inzwischen vergessen, der wie Erenye oder so ähnlich klang. Nachdem ich ihr erzählte, wo ich wohne, wollte sie uns später in unserer Wohnung besuchen, weil sie sich doch oft in dem Vorort von Lünen aufhielt.

Die andere hatte eindeutig indische Vorfahren. Sie konnte allerdings nichts über Indien erzählen, da sie nie in ihrer Heimat war. Sie war hier in Deutschland geboren und es noch nie verlassen.

* * *

Kapitel 13

Ab dem vierten Tag nach der Operation fühlte ich mich wesentlich besser, als an den Tagen zuvor. Weil mir aber ein schmerzhaftes Kribbeln in beiden Füßen, große Schmerzen bereitete, konnte ich über längere Zeit nicht einschlafen.

In dieser Nacht hatte der Pfleger M. Dienst, er kam schon kurz nach dem Klingeln. Er war schon vor meiner Operation einer der freundlicheren von allen Pflegern und Schwestern.

Nachdem ich ihm mein Problem geschildert hatte, rieb er mir beide Füße mit Voltaren ein. Nach einer Stunde fühlte ich mich etwas besser und gestärkt, so dass ich schon kurz darauf einschlief.

Leider war ich ihm mit meiner Gegenleistung, nach wenigen Stunden nicht besonders dankbar. Beim zweiten Klingeln, es war ungefähr null Uhr, musste er wohl noch andere, wichtigere Arbeiten auf dieser oder einer der anderen Stationen verrichten. Leider kam er deshalb ein wenig zu spät.

Er erschien erst nach vierzig Minuten.
Vielleicht war mein Stuhlgang durch die Ernährung mit dem zusätzlichen Protein wässrig geworden, und kam deshalb unverändert schnell. So schaffte ich es nur zu kurz, bis zu zwei Metern vor der Toilettentür. Es war mir äußerst peinlich und ich entschuldigte

mich deshalb bei ihm, darauf reagierte er souverän: „Ich bin fest davon überzeugt, dass du mich heute Nacht damit nur ein bisschen ärgern wolltest", meinte er scherzhaft und reinigte anschließend den Fußboden mit: „Oder passierte es dir nur, weil du nach der OP noch zu schlecht auf den Beinen bist. Ist schon O.K. Alles wird gut."

Bei der nächtlichen Kontrolle, so gegen drei waren alle Diabetes- Werte ziemlich normal geworden. Die Ärztin war mit mir zufrieden und bestätigte mit:

„Lieber einmal etwas zu viel, als zu wenig gemessen, und mit >Unterzuckerung< ein Risiko einzugehen. Mit solch einem Ergebnis ist nicht zu spaßen. Nach ihren Angaben, zwei Metformin 1000 Tabletten und nach dem Bedarf das Insulin zu spritzen, erscheinen mir die plötzlichen Werte bis auf den Wert von Null herunter zu gehen, sehr unwahrscheinlich. Deshalb veranlasste Herr Dr. L., vorübergehend die Tabletten halb, und das Insulin ganz abzusetzen, aber immer noch eine gewisse Zeit im Auge zu behalten."

Bei der nächsten Chefvisite, am 16.08.22 sah sich Dr. L. die Wunde etwas genauer an, und er fand: „Das sieht wirklich wunderbar aus. Ihr Operateur Dr. F, befindet sich zurzeit im wohlverdienten Urlaub, Sie sollten ihm eine dicke Kerze anzünden!"

Wir scherzten noch ein wenig miteinander, als mir Dr. L. plötzlich einen Vorschlag machte: „Wie sieht es eigentlich aus, möchte Sie zur Besserung der Beweglichkeit und für den Muskelaufbau zwei Wochen in die Geriatrie? Dort machen wir Sie wieder für den Alt Tag fit."

Ohne lange zu überlegen stimmte ich sofort, und ohne lange zu überlegen: „Alles, was zur Optimierung meines Körpers beiträgt, nehme ich sofort für mich in Anspruch."

„Das höre ich aber gern. Durch die Zeit, die Sie hier nur im Bett lagen, haben Ihre Muskeln sehr stark abgebaut. Deshalb müssen wir gemeinsam daran arbeiten, den Körper etwas zu stärken. Zur Messung nach der Operation haben Sie schon, seit der Aufnahme hier bei uns, schon dreißig Kilo abgenommen. Das sollte in jedem Fall für Sie so bleiben, aber auch nicht mehr. Versuchen Sie, Ihr Gewicht auf Dauer so zu halten. Ich lasse Sie in den nächsten Tagen, sobald ein Bett auf der BE frei ist, dorthin verlegen. Die haben dort mehr Zeit für Sie, als wir auf dieser Station. Wir wünschen alles Gute."

Nach den aktuellen Laborwerten musste ich nach ärztlicher Aufstellung, täglich folgende Mengen von Tabletten zu mir nehmen: morgens 8, mittags 2, abends 6 und nachts 4 Stück.

Am Mittwoch, vor der Verlegung auf die BE bekam ich Besuch eines Mitarbeiters der Klinik. Er war vom Sozial- Dienst, und sollte mich aufklären.

„Herr Volkmann! Haben Sie sich schon einmal Gedanken darübergemacht, wo, und in welcher Klinik Sie die Reha machen wollen. Ich habe eine Liste von den Häusern ausgedruckt, die für Sie in Frage kommen. Lesen Sie das Angebot in Ruhe durch, und geben Sie mir bitte möglichst umgehend Bescheid."

Er drückte mir das Blatt in die Hand und ergänzte: „Die Reha sollen Sie direkt nach Ihrer Entlassung von hier antreten. Übrigens, oben rechts auf dem Blatt, finde Sie die Rufnummer, unter der Sie mich den ganzen Tag erreichen können."

Ohne sich näher auf mich einzulassen, ließ er mich mit einigen der Fragen letztendlich unbeantwortet. Er stand auf, grüßte nur kurz und ging hinaus. Ich ergriff die Liste, studierte die vorgeschlagenen Ziele.

In nächster Nähe zu Lünen befanden sich Orte, wie Bad Neuenahr, Bad Lippspringe und Bad Oeynhausen. Die Orte, Gelsenkirchen oder Ennepetal schlug man uns nur als Tageskliniken vor. Die Parkklinik in Bad Rothenfelde stand leider nicht in der
Liste und konnte leider nicht ausgewählt werden.

Obwohl ich dort schon zwei Rehas verlebt habe, und sehr zufrieden war, schien es unmöglich zu sein.

Also entschieden Hannelore und ich, uns für die Porta Westfalica Klinik in Bad Oeynhausen.

Wir erinnerten uns daran, dass wir schon zweimal in Bad Oeynhausen waren, allerdings beide Male aus den unterschiedlichsten Gründen.

Beim ersten Mal war es eine Feier der ARAG, bei der Hannelores zu der Zeit fünfundzwanzig Jahre beschäftigt war, und einige ihrer Kollegen sogar länger. Dreißig bis vierzig Mitarbeiter waren mit ihren Partnern geladen, um für die verschiedenen Längen an Jahren ihrer Firmenzugehörigkeit geehrt zu werden. Die Firma ließ es sich die Sache ganz schön was kosten. Als wir unser Zimmer bezogen hatten, fanden wir einen Umschlag mit fünfzig Euro und dem Hinweis: „Sollten Sie nach dem offiziellen Teil des Abends in die Disko gehen, dann sollten Sie wenigstens etwas Geld in der Tasche haben. Wir wünschen Ihnen einen unterhaltsamen Abend mit Vergnügen."

Nach einem Menü mit mehreren Gängen fanden die Ehrungen der Mitarbeiter als erstes statt. Anschließend begann ein vergnüglicher Teil mit Varieté und Musik, danach konnten alle in die Disko gehen.

Eine zweite Verbindung nach Bad Oeynhausen, gab es zum GOP, einem Varietétheater, in dem wir vor einigen Jahren die Show >WEP< gesehen hatten.

Beide Aktionen hatten uns gefallen und waren für uns die entscheidende Motivation, dorthin zu fahren.

So oder ähnlich verliefen die paar Tage bis ich zum dreißigsten August von der Station BE entlassen war, und am Nachmittag mit dem Taxi nach Hause fuhr.

Vor Verlassen der Station gab mir eine der Schwestern noch den Brief für meinen Hausarzt mit. Obwohl mir immer alles irgendwie erklärt wurde, hätte ich es doch gern schwarz auf weiß gesehen.

Ich öffnete das Schreiben.

Erst las ich die ganzen Diagnosen nur flüchtig durch.

Dann wunderte ich mich, nach dem Bericht und der Aufstellung müsste ich schon fast tot sein. Danach folgten zunächst die Histormorphologischen Untersuchung und Tumorklassifikation des Tumors vom Pathologischen Institut von der Ruhr-Universität in Bochum. Wen sollte das überhaupt interessieren, außer meinem Hausarzt, und natürlich mich?

Danach wurde mir die neue Medikation gezeigt, nun betrug sie täglich zweiundzwanzig Tabletten. Bis ich endlich die beiden, wichtigsten Aussagen fand, die ich zukünftig beachten sollte.

Originaltext

Nach endgültiger Histologie Vorlage wurde der Kasus erneut in der interdisziplinären Tumorkonferenz zur Empfehlung der weiteren Procedere besprochen.

Ergebnis:
Aktuell ist der Patient tumorfrei. Aber aufgrund der Komorbiditäten ist eine adjuvante Chemotherapie nicht sinnvoll. Wir bitten daher um engmaschige Kontrolle mit CT-Thorax Abdomen, Tumormarker und Gastroskopie.

Empfehlungen:
1. Wir empfehlen im Verlauf regelmäßige Wund-, Befund- und laborchemische Kontrollen-
2. Wir empfehlen die lebenslange parenterale Substitution von Vitamin B12 (Cobalamin) z.B. als monatliche Depot-Spritze. Die Erstgabe hier erfolgte am 23.08.22.
3. Wir empfehlen die Einnahme mehrere kleiner Mahlzeiten. Der Patient wurde darin geschult.
4. Bei auftretenden Besonderheiten ist eine Wiedervorstellung des Patienten in unserer Klinik jederzeit möglich.

Aus der abschließenden Anleitung kam ich zu dem Ergebnis:

Im Abstand von rund sechs Monaten sind von mir zwei wichtige Untersuchungen zu leisten.

Erstens, ein CT meines Thorax und

Zweitens, die Magenspiegelung (damit ist wohl eine Kontrolle der Verbindung von Speiseröhre und Dünndarm gemeint.)

Die ersten Untersuchungen wurden im Januar und Februar durchgeführt und beide, zu meiner Zufriedenheit mit >negativ< beurteilt.

Die zweite Kontrolle habe ich schon für Juli 2023 mit den Instituten terminiert.

Drittes Buch

Station BE
24.08. bis 30.08.2022

Kapitel 14

Nachdem meine Zeit auf der Station A4 Gastroenterologie, endgültig herum war, verlegte man mich ins Erdgeschoss, auf die BE Geriatrie. Dort stellte ich erneut fest, dass Patienten, die von anderen Stationen mit starken körperlichen Defiziten behaftet sind, oder nach längerem Aufenthalt von der Internen Station, hierher verlegt werden. Können sie auf der Station hier gepflegt, aufgepäppelt, und von Physiotherapeuten leicht trainiert werden. Nachdem sie körperlich einigermaßen wiederhergestellt sind, werden sie auf die allgemeine Menschheit losgelassen.

Am 24sten August wurde ich kurz nach zehn Uhr mit einer Verzögerung von fünf Tagen verlegt.

Ich hatte erneut die Auswahl des Bettes und entschied mich, wie sonst, für das Bett am Fenster. Eine Stunde später wurde auch das zweite Bett neu, mit dem Patienten Hans belegt.

Er war zwar nur ein Jahr älter als ich, erschien mir aber im Vergleich zu mir, sich in einer wesentlich schlechteren Verfassung zu befinden.

Zwei Stunden nach meiner Verlegung erschien Frau F., sie war hilfsbereit, äußerst sympathisch, und gemäß ihrem asiatischen Teint sehr klein. Sie erinnerte mich an einen dreiwöchigen Urlaub auf Sri Lanka. Bis auf die ansässigen Tamilen hatte ich bisher noch keine, kleineren Menschen auf der Welt gesehen.

Frau F. stellte sich als Ergonomie- Trainerin vor.
Sie gehörte zum Team der Physiotherapeuten, die im ganzen Haus, dort, wo sie benötigt wurden, überall tätig waren, und durch ihre orangefarbige Kleidung sofort auffielen.

„Meine Aufgabe besteht darin, den Ablauf ihrer täglichen Tätigkeiten zu prüfen und gegebenenfalls für den Gebrauch wiederherzustellen. Nehmen Sie auf dem Gerät bitte Platz!"

Zuerst durfte ich noch mit den Händen Ergonomie-Übungen an einem entsprechenden Gerät üben. Danach kamen noch andere Bewegungen mit beiden Händen. Auf dem Flur gingen wir über eine bestimmte Strecke rauf und zurück. Dabei lief sie immer so dicht neben mir her, um mir notfalls zu helfen, falls ich stürzen sollte. Sie war sehr leicht und wog bestimmt nur unter 50 Kilo. Dabei bekam ich echte Zweifel, ob sie mir im Ernstfall wirklich helfen könnte. Es mag manchen Leser schmunzeln lassen, aber, wenn man, wie ich über zwei Monate bettlägerig war, haben die Muskeln mächtig abgebaut. Und, obwohl es leichte und auch bedingt nicht sehr anstrengende Übungen waren, fühlte ich mich todmüde, und schlief nach dem Mittagessen sofort ein.

Als zum Abendbrot mich eine Schwester zum Tee weckte, stellte ich mit einem Schreck fest. Ich hatte meinen Traum wirklich weitergeträumt. Nur, es existierten vorher nur einige Episoden vor und nach unserem Besuch in den Katakomben von Rom.

Kapitel 15

Die reale Geschichte begann schon Anfang 1980. Ich lernte Kostas, den griechischen Wirt in Hörde kennen. Nachdem ich bei ihm mehrfach gegessen und mich mit ihm angefreundet hatte, störten mich zwei große Flächen an den Wänden. Ich bot ihm an, die Wände auszumalen. Nachdem er sich für die Akropolis und das Orakel von „Delphi" (so hieß sein Restaurant entschied), begann ich den Deal

Über Geld haben wir nicht gesprochen. Er bezahlte die Farben und alles, was ich dazu benötigte, und ich war froh, nun nach 20 Jahren, wieder einmal zu malen. Mein erlernter Beruf war ja Schauwerbegestalter, dazu gehörte auch die

Visionsmalerei. Jedenfalls war er nach der Fertigstellung der beiden Bilder sehr zufrieden und bot mir an:

„Immer wenn Ihr demnächst zum Essen kommt, sind die Speisen umsonst."

Wir änderten unsere Art und Weise nicht, sondern kamen, wie vorher im ähnlichen Zeitabstand zum Essen. Natürlich zahlte ich die Getränke. 1984 bot er uns an, mit ihm und seiner Familie Urlaub in Gardiki, seinem Heimatort in der Provinz Epirus (Nordgriechenland) zu machen. Er musste das Restaurant noch säubern, und fuhr erst eine Woche nach uns ab. Deshalb plante ich unsere Strecke über Rom und von dort weiter nach Brindisi. Dort würden wir Freitagabend auf ihn und seine Familie warten. An der Ausfahrt Roma an der Tourist Information, vermittelte uns eine deutschsprachige Hilfe eine fantastische Privatpension direkt am Plazza del Quinirale. Vorher wusste ich nicht, dass dort der italienische Präsident residiert, und unser Auto von der überall herum, verteilte Karabinieri beschütz wurde. Dort würde man uns nicht bestehlen. Am nächsten und einem weiteren Tag besuchten wir die Katakomben und andere Sehenswürdigkeiten von Rom, und konnten von unserem Quartier zu Fuß fast alle wichtigen Punkte besichtigen. Am Donnerstag fuhren wir quer durchs

Land an die adriatische Küste nach Brindisi. Abends bummelten wir durch Brindisi, und aßen eine tolle Fischplatte. Abends schliefen wir in Hafennähe in einem einfachen Hotel. Freitag bummelten wir durch Brindisi, ab 18 Uhr warteten wir im Hafen auf Kosta mit seiner Familie, die eine Stunde später erschien. Er hatte gerade von der Rederei alle Unterlagen für die Passage von Brindisi nach Igoumenitsa im Hafenamt geholt.

Wir bordeten kurz vor 20 Uhr.

Nach und nach trafen mehrere Familien, Verwandte und Bekannte aus dem Heimatort ein, die sich alle für die gleiche Fahrt entschieden hatten. Es war eine riesige Begrüßungsfeier, und überwiegend griechische Gastarbeiter aus dem gleichen, oder Nachbarort aus Kostas Nähe. Wir zogen uns kurz darauf zurück und schliefen in einem großen Saal mit Schlafsesseln.

Am Samstagmorgen gegen acht Uhr stoppte der Kahn in Korfu, um nach drei weiteren Stunden den Hafen von Igoumenitsa, gegen elf zu erreichen.

Wir fuhren in einem Konvoi von sieben Autos in Richtung Joannina, in Paramythia stand eine jüngere Schwester Kostas als Empfangskomitee der ganzen Familie bereit. Von dort ging es nach Gardiki. Um dort gemeinsam nach zwei Stunden zu landen.

Der Ort liegt an einem Hang, und ziemlich oben an der Kuppe befand sich das Haus von Kostas Eltern.

Unter einem großen Walnussbaum stand ein riesiger Tisch, für mindestens 20 Personen eingedeckt. Aus allen Ecken des Landes erschienen jetzt die Familienmitglieder. Wir erfuhren, dass die Familie aus den Eltern mit je 80 Jahren, zwei Söhnen und drei Töchtern, im Alter von 35 bis 45 Jahren bestehend, mit Partnern und Kindern tatsächlich über 20 Personen am Tisch saßen. Der jüngere Bruder von Kostas war Pope, und er trank Ouzo für alle die Verwandten mit, die an den Tagen nicht erscheinen konnten.

Das Wetter in der Höhe am Berg, war unter dem riesigen Baum warm aber sehr angenehm.

Für Hannelore erfüllte sich jetzt ein Traum. Egal, in welchen südeuropäischen Land es wäre, so ein gemütliches Fest, mit vielen Menschen in einer großen Runde, hatte sie sich schon immer gewünscht. Es gab Ziege aus der eigenen Herde, und schmeckte ausgezeichnet. Dazu ein Wein, aus dem Ort, und den in Griechenland üblichen Ouzo. Wir wohnten im ehemaligen, alten Haus der Familie, ungefähr zehn Meter unterhalb des neuen Hauses, das von den in Deutschland arbeiteten Kindern bezahlt war. Es bestand aus zwei Räumen, in der sonst Kostas Familie wohnte, jetzt aber für uns reserviert war. Kostas Familie wohnte derzeit, entweder oben oder war bei Verwandten im Ort untergebracht. In einer kleinen Hütte, über unterem Quartier befand sich das WC, ein Plumpsklo, auf halbem Weg zwischen beiden Häusern. Ich kannte etwas Ähnliches aus der Kindheit. Zum Abspülen lag im WC ein Wasserschlauch, oben im Haus angeschlossen, einmal im Jahr saugte man die Grube ab. Die alte Hütte war rustikal, sehr alt, und besaß nur zwei Räume, dafür aber eine riesige Terrasse. Ein weiterer Schlauch war dort an eine Dusche angeschlossen. Kostas Mutter war eine herzensgute Frau, die ich liebevoll immer *Mama Kostas* nannte. Zwei Tage lang wurden wir in der Familie verwöhnt aber auch in der weiteren Familie herumgeführt. Ich meine es nicht unfreundlich, aber für uns war es eine Strapaze. Alle Besuche liefen gleich ab. Sie unterhielten sich in Griechisch, und wir saßen nur dumm dabei. An einem Tag besuchten wir ein Gartenrestaurant in der Nähe, es war einfach, besaß aber eine riesige Atmosphäre. Zum nächsten Wochenende war ein 2tägiger Ausflug zu einem Cousin nach Parga geplant, einem Badeort an der Küste. Ein Cousin bewirtschaftete dort ein Restaurant. Für die Sommermonate hatte er ein riesiges Zelt aufgebaut. An dem Wochenende schliefen mit uns, zusammen 16 Personen in dem Quartier. Das fantastische gemeinsame Abendessen, und die tolle Stimmung muss ich nicht besonders herausheben. Wir lernten dort eine Familie kennen, die kürzlich aus Düsseldorf zurückgekommen waren. Er war dort als Busfahrer bei der Rheinbahn tätig, und wegen des Studiums ihrer Zwillinge wohnten sie jetzt in Joannina. Sie luden uns zu sich ein. Wir nahmen die Einladung an, weil vorher mit Kostas abgesprochen war, dass wir maximal zwei Wochen bei ihm und der Familie bleiben wollten, um noch möglich viel von Griechenland selber zu erleben. Eine Woche danach verließen wir, mit großem Bedauern, Kostas fantastische Familie.

Unser Weg führte uns über Patras, die Halbinsel Peloponnes ließen wir liegen, nachdem wir den Kanal von Korinth überquert hatten und Athen erreichten. Die Stadt hat uns damals, beide sehr enttäuscht. Nachdem wir fünf Jahre vorher in Istanbul waren, schnitt Athen im Vergleich meiner Beurteilung sehr schlecht ab. Wie sich die Stadt nach der Olympiade entwickelte, mag sich seit der damaligen Zeit gewaltig verändert haben. Für mich blieb nur der abendliche Bummel durch die Plaka (Altstadt), mit der darüberlegenden Akropolis in positiver, und der Hafen von Piräus, in einem irrsinnig teuren Fischessen negativ in Erinnerung. Zwei Tage Athen reichen uns vollkommen. Weil ich das Bild in Kostas Gaststätte gemalt hatte, war Delphi für mich deshalb ein Muss. Es kann sein, dass mich jemand als Kulturbanause einstuft, aber uns reichten dort auch zwei Stunden vollkommen. Von dem Orakel ging es nördlich über Larissa nach Kalambaka. Die Ansicht der orthodoxen Klöster an den steilen Bergwänden, oder um Meteora herum, ist Touristenpflicht. Von den Klöstern ging es in einer Höhe, in der es im August sogar schneite, durch die Berge nach Joannina an dem hübsch gelegenen Pamvotida. See. Bei der Familie blieben wir zwei Tage, und besuchten auf der Insel das Erbe des osmanischen Herrschers Tepedelenli Ali Pascha, der einen guten Einfluss auf die Bevölkerung hinterließ. Die Hauptstadt von Epirus, Joannina war für uns die absolut schönste Erinnerung an Griechenland. Da ich aber das Hauptthema nicht ganz verfehlen will, muss ich zum eigentlichen Bericht zurückkommen.

Kapitel 16

Inzwischen hatte sich in der Klinik herumgesprochen, auf der BE Station zurzeit Covit 19 herrschte.

Nun wurden hier deshalb an jedem Morgen die PCR- Kontrollen extrem stark durchgeführt.

Mit der Kontrolle von Temperatur, Blutdruck und der Blutentnahme wurden gleichzeitig Corona Tests, mit Abstrichen von Mund und Nase durchgeführt. Erst danach begann wie gewohnt, der normale, lebhafte Tagesablauf, auf der Station. Der Stationsarzt, und wie alle anderen Ärzte, die ich inzwischen kennenlernen durfte, war freundlich und so wie er, waren viele von ihnen außerdem noch sehr jung.

Er erklärte mir dann etwas ausführlicher: „Eigentlich hatten wir geplant, dass Sie nach drei bis vier Tagen, hier bei uns auf der BE, anschließend zur Tagesklinik der Geriatrie gehen sollten. Leider ist jetzt ein ernsthaftes Problem durch Corona entstanden. Auf die Tagesklinik können wir Sie deshalb nicht verlegen, und müssen Sie in ein anderes Haus unserer Gruppe überweisen. Bis ich etwas Geeignetes für Sie gefunden habe, muss ich noch einige Telefonate führen. Ich muss in mehreren Häusern anfragen, ob und wo etwas für Sie frei wäre. Hätten Sie vielleicht einen besonderen Wunsch für eine Klinik, in der sie schon einmal waren?"

Ich überlegte und ging in Gedanken alle Kliniken durch, in denen ich einmal Patient gewesen bin.

Danach bot ich ihm an: „Welche Kliniken kämen dafür denn dafür überhaupt in Frage? Ich kenne hier, außer dem Hause hier, bisher nur zwei, die Parkklinik Brambauer oder Werne."

„Ich dachte schon eher an Dortmund- Kurl. Aber ich werde versuchen, das Beste für Sie zu finden."

Dr. O. schloss das Gespräch ab, er verließ eilig das Zimmer, um einen Platz für mich zu finden. Kurz danach kam eine Schwester herein, und sie brachte mir leider eine etwas schlechtere Nachricht: „Herr Volkmann, falls Ihre Frau Sie besuchen will, so ist es zurzeit nicht möglich. Wäsche tauschen oder sonst etwas, kann sie nur an der Pforte abgeben. Wegen Corona gilt auf der Station hier, bis auf Widerruf die strengste Quarantäne."

Daraufhin rief ich Hannelore an, und teilte ihr umgehend die Hiobsbotschaft von dieser unmöglichen Quarantäne, und dem Angebot für die Klinik Dortmund Kurl mit: „Mein Schatz, es tut mir für dich leid, jetzt glaube ich bald, dass ich mich jetzt in einem Knast befinde. Du bekommst deshalb auch leider keine Besuchserlaubnis für mich. Der Arzt hat mir als Alternative zur der Geriatrie hier, die Klinik in Dortmund- Kurl angeboten. Was meinst du dazu?"

Ich bemerkte, dass sie länger als sonst nachdachte, dann einmal kurz schluckte und mich dann fragte: „Wo liegt eigentlich Kurl?" „Irgendwo zwischen Kamen und Wickede. In jedem Fall müsstest du quer durch Dortmund fahren."

„Dann bleibe lieber dort, wo du jetzt bist. Auf ein paar Tage kommt es uns jetzt auch nicht mehr an. Ich komme morgen früh kurz vorbei und bringe dir die neue Wäsche. Tschüss, mein Schatz."

Nach dem Telefonat fühlte ich mich plötzlich elend, und wusste nicht einmal, welche Ursache es hatte.

Nach längerer Überlegung schob ich das Problem einfach auf mein Mittagessen zurück. Es gab Putenbraten mit Gemüse und Reis. Irgendetwas davon, muss ich wohl nicht vertragen oder mich vielleicht daran verschluckt haben. Leider hatten sich die Beschwerden bis zum Abend noch verstärkt, und ich ließ mir von einer Schwester zusätzlich Schmerz- und Schlaftabletten bringen. Als nachts der Schmerz noch stärker wurden, ließ ich den diensthabenden Arzt zur Kontrolle zu mir kommen.

Er hörte lange den Brustkorb ab. Sein Befund war nicht gerade der angenehmste: „Ihre Lunge muss wohl irgendetwas abbekommen haben, das sie nicht besonders gern mochte. Nach den Geräuschen könnte es eine Entzündung oder ein Fremdkörper sein. Aber das können wir erst morgen früh mit einem CT genau feststellen. Es tut mir leid, aber, so lange müssen Sie leider noch die Schmerzen ertragen."

Nun versuchte ich selbst die Ursache zu ergründen, und fand vermutlich auch den Herd des Quälgeistes.

Als ich im Juni wegen der bis dahin noch unklaren Schmerzen vom Hausarzt in die Klinik eingewiesen wurde, befand ich mich seit Mai, und jetzt immer noch bei der Zahnärztin in Behandlung.
Weil mir die endgültige Anpassung der Prothese deshalb fehlte, besaß ich seitdem keine Zähne.
Deshalb konnte ich manche Speisen nicht so klein wie es notwendig war, kauen, sondern nur lutschen. So schnitt ich vorher immer alles sehr klein, bevor ich es schluckte, und presste das Ganze anschließend mit der Gabel zu einem sämig gepressten Püree. Den Rest muss normal immer der Speichel erledigen. Und deshalb muss mir beim Schlucken, wohl einer dieser kleinen Happen Fleisch neben der Speiseröhre in die Luftröhre, und von dort in die Lunge geraten sein. Im Nachhinein und als Abschluss meiner Gedanken war es für mich die wahrscheinlichste Ursache.
Am nächsten Morgen wurde ich zum CT gebracht. Ich kannte mich inzwischen dort auch gut aus, und die Assistentinnen konnten sich gut an mich erinnern. Als ich mich auf den CT- Wagen legte, fühlte ich plötzlich, dass auf irgendeine Art und Weise mein Verursacher der Geschichte, das Häppchen Fleisch die Lunge verlassen haben musste. Ich fühlte mich urplötzlich von aller Last befreit. Vielleicht wurde der kleine Klumpen Fleisch von der Lunge, in meine Luftröhre zurückgestoßen, und ist

dann anschließend irgendwohin im Darm verschwunden.

Jedenfalls wirkte es auf mich wie eine Befreiung.

Der anschließende Bericht aus dem CT besagte: >Pneumonie aufgrund einer Aspiration<

„Guten Morgen, Herr Volkmann", weckte mich eine Schwester am nächsten Morgen, „ich prüfe nur kurz ihren Zucker."

Seit langem hatte ich nicht mehr von abends zehn bis morgens um sieben durchgeschlafen. Ich fühlte mich wieder sauwohl, wie man so sagt. Mir war in der Nacht sogar entgangen, dass mein Zimmernachbar Hans, aus dem Raum geholt worden war.

Zwanzig Minuten später prüfte mich die Schwester auf Corona, wie sonst auch jeden Morgen. Sie schob mir das Stäbchen bis tief in die Nase, fast wäre sie dabei bis ins Gehirn geraten. Nach dem Frühstück erschien die Physiotherapeutin Frau T., um mit mir wieder die ergonomischen Übungen zu üben. Zehn Minuten durfte ich auf dem Handergometer einige Bewegungen mit den Händen ausführen. Meine Arme fuhren drei Minuten lang, ungefähr in Schulterhöhe auf dem Gerät zunächst vorwärts und anschließend rückwärts. Beim anschließenden Wandern im Flur ging sie neben mir, um mir im Notfall zu helfen.

Ich lächelte in mich hinein und stellte mir wieder vor, wie Frau T. mich im Ernstfall wohl auffangen könnte. Diese kleine sympathische Frau, asiatischer Herkunft mochte knapp unter fünfzig Kilo wiegen, vielleicht auch etwas weniger.

Wie sollte sie mir wohl helfen können?
In der gesamten Zeit, seit der Einlieferung hier in die Klinik, hatte ich über dreißig Kilo abgenommen und wog inzwischen knapp unter einhundert Kilo.

Das war seit mehr als sechzig Jahren das niedrigste Gewicht, das ich je auf die Waage gebracht habe. Bei unserer Hochzeit war ich fast sechsundzwanzig Jahre alt und wog damals schon einhundertdrei Kilo, bei einer Größe von einem Meter achtundsiebzig.

Nach der Operation und der Zeit in der Klinik war wohl damit zu rechnen, dass ich etwas abnehmen würde. Aber wie wird es am Ende wohl aussehen?

Geriatrie - Tagesklinik
30.08. bis 09.09.2022

Kapitel 17

Nach der ersten Nacht seit der Einlieferung, waren dreiundsechzig Tage vergangen, in denen ich zwei Mal, nur für ein paar Tage nach Hause gehen konnte. Die Zeit, an der ich den ganzen Tag nur im Bett verbrachte, war jetzt hoffentlich bald vorbei.

Nach einer ersten Nacht, nach langer Zeit bei mir zu Hause, wurde ich morgens von einem Taxi abgeholt und in die Tagesklinik gefahren. Die Klinik liegt nur vierzehn Kilometer von unserer Wohnung entfernt. Vorher schwärmte mir schon jede Person, mit der ich einmal über die Station BE gesprochen hatte, nur in höchsten Tönen von der Geriatrie vor, und wie toll es den ganzen Tag dort bei der allseits beliebten Schwester U., zuging.

Natürlich war ich jetzt neugierig und gespannt, was mich in der gelobten Tagesklinik erwarteten könnte. Am Morgen des dreißigsten August kam ich zum ersten Mal in der Geriatrie an, und ich lernte gegen neun Uhr Schwester U. persönlich kennen. Schwester U. war ein Urbegriff im Hause, jeder Mensch kannte sie und sollte er sie nicht kennen, dann hatte er bestimmt schon einmal von ihr gehört. Die Tagesklinik bestand hauptsächlich aus drei etwas größeren Räumen, zwei, in denen sich die Patienten tagsüber, in der Zeit von neun bis sechzehn Uhr aufhielten. Der dritte war ein Ruheraum, in dem sich Patienten von Strapazen und möglichen Schwächeanfällen ein wenig entspannen, erholen konnten.

Des Weiteren gibt es ein Schwesternzimmer, in dem sich Schwester U. kurze Zeit befand, wenn sie nicht bei den Patienten aktiv war, den Schreibkram erledigte oder wahrscheinlich auch die Pillen für die Patienten zusammenstellte. Auf dem Rest des Flures der Station gab es drei Ärztezimmer, zwei Toiletten und andere Räume, in denen verschiedene Maßnahmen und Therapien stattfanden. Mit einem Physiotherapeuten trafen wir uns dort zu psychischen und physischen Gruppentherapien.

Nachdem, endlich alle Patienten versammelt waren, wurden zuerst die Corona- Tests durchgeführt. Für jeden Patienten lag an seinem Platz die Tageszeitung bereit, und stand eine Karaffe Wasser auf dem Tisch. Ziemlich pünktlich um zwölf wurde dann ein Wagen mit dem Mittagessen hereingeschoben und auf den Plätzen, je nach der am ersten Tag bestellten Mahlzeit, verteilt.

Waren vorher keine Maßnahme oder Behandlungen auf dem Tagesplan eingetragen, begannen auf jeden Fall nach zwei bis kurz vor vier Uhr, auch Tätigkeiten, die manchmal an mich sogar schon kleinere Anforderungen stellten. Nach vier Uhr Nachmittag, werden die Patienten von Kleinbussen oder Taxen nach Hause gebracht. Ich wunderte mich, dass nur neun Patienten an der Maßnahme teilnahmen. Einige Tage später erfuhr ich, dass vor der Corona Zeit die Tagesklinik am Tag bis zu vierzig Patienten belegt war. Gegen Mittag erschien eine Informantin, die sich damit hier sehr gut von früher auskannte. Ich nenne sie einfach nur Grete, vor Jahren war sie als Sozialbetreuerin hier in der Geriatrie selber tätig gewesen. Mit ihren dreiundneunzig Jahren, kam sie fast jeden Tag kurz nach dem Mittagessen, und besuchte Schwester U., dabei spielte sie mit den Patienten oft Rummy-Cup.

Nach dem morgendlichen Corona Test kam einer der Ärzte oder die junge Ärztin Frau Sch. zur Visite. Auf der anderen Seite der Klinik im EG, in der Reha Abteilung, bekam ein Teil der Patienten eine Rotlicht- Bestrahlung oder eine Fangopackung. Manchmal auch beides. Meistens geschah es unter Aufsicht von Frau G., einer Physiotherapeutin die auch auf einer Liege mit uns leichte Gymnastikübungen machte (ich meine, dass sie uns von außerhalb der Liegen anleitete). Die Übungen waren meist leicht, und trotzdem forderten sie uns manchmal mehr, obwohl sie zuerst ein wenig leichter aussahen. Die andere Hälfte der Gruppe konnte sich, in der Muckibude außerdem, neben drei Ergometern noch an zehn weiteren Geräten erproben. Das reizte mich besonders, da ich seit 2012. mit einen Zeiten Pause im RehaCenter der Klinik am Park, in der Nähe meiner Wohnung, zum Sport ging, um damals nach der Knie.- OP wieder fit zu werden und auch zu bleiben. Ich hatte dabei erfahren, dass es mir guttat, und ausgenommen der Corona Zeit ging ich regelmäßig, zwei Mal in der Woche, dienstags und freitags hin. Seit Februar des Jahres habe ich zur gleichen Zeit wieder die Therapie zum Aufbau und Stärkung der Muskulatur aufgenommen, es soll auch bleiben, solange ich es kann.

So versuchte ich meine Kraft aus alten Tagen auf dem Ergometer zu testen, meine Frage war jetzt: „Bringe ich heute wohl noch die gleiche Leistung wie vor der Corona- Zeit?"

Natürlich gelang es mir nicht sofort.

Der erste Versuch, unter gleicher Voraussetzung wie vordem, endete leider schon nach vier Minuten. Am zweiten Tag schaffte ich sechs Minuten, um am dritten Tag, schon auf die frühere Leistung von zehn Minuten zu kommen. Eigentlich soll Ergometer nur eine Übung zum Aufwärmen sein, um sich für die anderen Geräte vorzubereiten. Kurz nach zwölf, nach dem gemeinsamen Mittagessen, standen Einzel- oder Gruppentherapien mit einem Physiotherapeuten auf dem Plan. Es sei denn, es gab Einzeltherapien.

Gegen halb vier endeten alle Maßnahmen und wir warteten auf Busse und Taxen, die uns danach in alle Richtungen des Umkreises von Lünen brachten.

Kapitel 18

Mit einigen >der mit mir leidenden< Patienten kam ich im Laufe der Zeit etwas näher in Kontakt. Natürlich sprachen alle zuerst nur von ihrer

Krankheit. Ich versuchte für mich irgendwann zu ergründen, ab wann meine Freunde und ich zu Hause, wohl begonnen haben, das Thema für uns als wichtig anzusehen. Es war unterschiedlich, in welcher Konstellation die Gruppe zusammengesetzt war, ob nach Männern und Frauen oder Alter, wechselten sich die Themen. Aber von einem gewissen Alter an, trat in erster Linie bei allen immer die Krankheit in den Vordergrund. In einem der letzten Kapitel erwähnte ich, dass die Gruppe jetzt nur aus neun Patienten bestand. Diese vier Männer und fünf Frauen kamen aus verschiedensten Gründen in die Tagesklinik. Bis auf zwei Männer und eine Frau hatten alle anderen Teilnehmer körperliche Defizite. Nach drei Tagen und mehreren Gesprächen kann ich schon etwas über ihre Marotten berichten. Die Frauen waren zwischen fünfundsiebzig und eine sogar über neunzig Jahre alt. Über sie kann ich leider wenig sagen, da die Frauen in sich ein eigenes Grüppchen bildeten und meist eng zusammenhingen.

Zwei von ihnen spielten wechselweise RummyCup mit Grete, die schon von mir erwähnt wurde. Dabei gab Grete oft, wenn sie andere beim Spiel anlernte, ihre Dominanz lautstark zum Ausdruck. Die vier anderen Männer, mit mir eingeschlossen, waren ruhig und hielten sich meist ein wenig zurück. Der jüngste von ihnen war in meinem Alter, rund achtzig Jahre, einer Mitte bis Ende achtzig und der älteste dreiundneunzig, aber noch sehr rüstig.

Bei der Anfahrt zur Tagesklinik wurde er nach mir abgeholt, er wohnte in der Innenstadt von Lünen, er erzählte mir auf der kurzen Fahrt aus seinem Leben. Seit dem Tode seiner Frau, vor sechs Jahren lebte er ganz alleine in seiner Wohnung. Einmal in der Woche besucht ihn sein Sohn, der ihn gleichzeitig mit dem Nötigsten, vor Allem aber durch den Transport von schweren Lebensmitteln, versorgt. Seine Putzhilfe kommt einmal wöchentlich, und einen Rest im Haushalt erledigt er noch selber. Von dem zweiten Mann kann ich nicht sehr viel berichten, er war eher introvertiert und verschwand meist nach jeder Anwendung sofort im Ruheraum und schlief. Der dritte war genau das Gegenteil des zweiten, er war schon oft immer aus weitester Ferne zu hören. Eine extrovertierte Person des ersten Ranges, so wie man sich einen Komiker vorstellen mag. Obwohl er mir mit seinen Sprüchen oft auf den Keks ging. Schon allein wegen seiner häufigen Wiederholungen. Ich will mich nicht über ihn oder andere Patienten beklagen, ich weiß von mir, dass ich auch kleinen Macken habe und deshalb über andere Fehler hinwegsehen sollte. Wenn man mich heute nach fast einem Jahr einmal nach meiner Meinung fragt:

„Hat es dir in der Klinik gefallen?" muss ich ganz offen zugeben: „Ja. Es hat mir sogar sehr gut gefallen, und nach meinem vorübergehenden körperlichen Verfall, war die Maßnahme die richtige Entscheidung. Es hat mir körperlich geholfen und mich etwas aufgebaut. Ich werde mir in diesem Jahr von meiner Hausärztin, wieder eine neue Aktion, bei Schwester U. in der Geriatrie- Tagesklinik verschreiben lassen."

Schon die Gewissheit, dass sich die Ärzte in der Tagesklinik, vor allem Frau Dr. S. sich die Zeit nehmen, und auch etwas mehr davon haben, als die Hausärztin. Es gibt mir etwas zudem mehr Sicherheit, sie können möglichst eine Krankheit erkennen und früh darauf reagieren. Bisher war jede der Maßnahmen für mich richtig. Ob es die Ermittlung und Diagnose der Krankheit war, die Entscheidung die geplante Chemotherapie abzublasen, und die Operation besser vorzuziehen. Auch der letzte Abschluss in der Geriatrie.

Alles war für mich stimmig.

Ich kann mich an diesem Punkt nur recht herzlich dafür bedanken, und war nun gespannt auf die Reha.

Viertes Buch

Reha in der Klinik Porta Westfalica Bad Oeynhausen

17.10. bis 04.11.2022

Kapitel 19

Wir waren mit dem Auto auf dem Wege nach Bad Oeynhausen in die Klinik Porta Westfalica. Von dieser Rehaklinik erwartete ich vorab sehr viel und war deshalb gespannt und neugierig auf sie. Da ich durch drei Rehabilitationen in zwei Kliniken schon vorbelastet war, erwartete ich jetzt eine kleine Steigerung. Vorher waren zwei Rehas in der Parkklinik in Bad Rothenfelde, 2011 nach einer Operation des rechten Knies und 2016 nach der Rückenoperation. Die Klinik war sehr gut, vor Allem wurden alle Maßnahmen in erforderlicher Höhe durchgeführt. Die letzte Reha fand im Jahr 2017 nach meinem zweiten Schlaganfall in Hagen Ambrok statt. Es ist zwar ein älteres Haus, aber noch sehr gut im Schuss. Dort sah ich erst, was es heißt, krank zu sein, oder besser gesagt, wie elendig jemand vor sich hinvegetieren muss. Bedrückend war für mich vor Allem, die erschreckende Erkenntnis, wie viele junge Menschen dort behindert waren, die für eine gewisse Zeit vorübergehend, oder manche auch dauerhaft in dieser Klinik abgestellt wurden. Junge Frauen und Männer, von Mitte zwanzig mit MS Erkrankung, saßen gelangweilt in einem Rollstuhl herum. Andere, junge bis alte Behinderte waren auf oft auf dem Flur nur abgestellt, damit sie endlich einmal aus dem Zimmer kamen, um einmal etwas ganz Anderes zu sehen, auch wenn es immer der gleiche Flur war.

Ich will die Situation nicht zu sehr aufbauschen.

Aber in der Reha Hagen- Ambrok sah ich, was Elend wirklich bedeutet, und wie es mir bei allen eigenen Erkrankungen, letztendlich noch recht gut geht. Auf den Fluren der Station waren oft sechs bis zehn Patienten in ihren Rollstühlen tagsüber nur abgestellt. Sie blickten während der Zeit mit ihren toten Augen hinter jedem Patienten her oder oft nur ins Leere. Eine bildhübsche Frau, von ungefähr dreißig Jahren, saß immer nur vor ihrem Zimmer. Sie konnte sich offensichtlich nicht selbst helfen, und hielt den Kopf tief gesenkt und reagierte auf nichts, offenbar nahm sie nicht mehr war, auch nicht, wer an ihr vorbeiging.

Die Klinik hat enorm lange Flure, die ich mit dem Rollator in ihrer vollen Länge reichlich ausnutzte. Dabei kam es oft vor, dass meine Frau, wenn sie mich besuchte und ich, von älteren Männern, die auf dem Flur standen angesprochen wurden: „Wohin gehst du? Nimmst du mich mit?"

Ich fragte mich oft danach, wie ich darauf wohl reagieren sollte? Was macht man in so einer Situation?

Auf dieser ersten Fahrt zur Porta Westfalica Klinik wurde ich neugierig. Ich wollte sehen, ob sie real aussah, wie ich sie auf den Fotos im Internet wahrgenommen hatte.

Der äußere Eindruck entsprach im vollen Umfang den vielen Bildern und Beschreibung ihrer Website. Als wir in die Empfangshalle traten, war ich zuerst erstaunt, und urteilte dann aber aus Sicht des Berufs eines Innenausstatters, was später auch auf den Rest des gesamten Gebäudes zutraf. Der Aufenthaltsraum war in dunklen Hölzern aus Vogelaugenahorn-Furnier von Honigfarben bis zum dunklen Mahagoni gebeizt. Die Fußböden waren, in jeder Kolloration passend auf den verschiedenen Marmor abgestimmt. Die großzügige Bestuhlung, entlang der seitlich abgehenden drei Flure, war für ungefähr einhundert Patienten, mit Couches, Sesseln, Tischen und dem erforderlichen Accessoire großzügig ausgestattet. Bei der Gestaltung des Speisesaals und den neben ihm liegenden Funktionsräumen hatte der Architekt ein durchgehend gleich hohes Niveau beibehalten. Wie uns in der Aula bei einer Begrüßungsrede erklärt wurde, sollte die gesamte Kapazität der Klinik auf vierhundertfünfzig Patienten ausgelegt sein. Über weitere Einrichtungen werde ich im Laufe der weiteren Schilderungen noch eingehen.

Eines stand auf jeden Fall fest, die Exklusivität der Klinik übertraf einige der vier bis fünf Sterne Hotels, die wir in unserem Leben schon besucht hatten.

Ob Hannelore die Fahrt von rund hundertfünfzig Kilometern ohne Mühe, hin und zurück am gleichen

Tag gut überstehen würde, war uns vorher nicht klar.

Deshalb sollte sie, nur eine Nacht in der Klinik bleiben und am nächsten Tag nach Hause fahren. Nur eine Nacht zu buchen, war von der Klinikleitung leider nicht möglich. Warum weiß ich nicht, vermutlich ging es ihnen dabei nur ums Geld. Jedenfalls buchten wir für Hannelores Sicherheit die geforderten zwei Nächte, um eine Hotelsuche außerhalb der Klinik zu vermeiden. Beim Einchecken bekamen nicht wir, sondern eine Begleitperson den Zimmerschlüssel. Sie wartete in der Halle auf jeden der neuen, nächsten Patienten.

Während der Corona Zeit bestand in der ganzen Klinik überall Pflicht für FFP2- Maske. Ohne Maske war es Patienten nur auf den Zimmern, beim Schwimmen und an den Geräten erlaubt. Die Begleitperson ging vor uns her, erst den langen Weg zum Lift, anschließend über den Flur, bis wir in meinem Zimmer waren.

„So, und Sie bleiben zwei Nächte bei uns, und fahren dann erst wieder nach Hause", erklärte sie uns, dabei blickte sie Hannelore an.

„Eigentlich wollte ich nur eine Nacht bleiben, aber aus unerklärlichen Gründen war es ja nicht möglich", stellte Hannelore klar und begann alles einzuräumen. Die Begleiterin reagierte nicht darauf, offensichtlich war sie vielleicht der gleichen Meinung wie wir.

Langsam wurde es Zeit zum Mittagessen.

Wir gingen zum Patientenrestaurant ins EG hinunter, und obwohl wir uns Zeit genug ließen, war vor dem Speisesaal noch ein langer Stau, in streng geordneten zwei Linien nebeneinander vorhanden. Die Speisezeit war in verschiedenen Farben für mehrere Gruppen unterteilt, wir bekamen die Farbe Gelb, und durften in Zukunft immer als erste Gruppe speisen. Das Essen war leider nicht, das Gelbe vom Ei. Es reichte auch nicht nur annähernd an die Güte und Klasse des Marienhospitals von vorher heran. Nach dem Essen machten wir den erforderlichen Rundgang durch das gesamte Haus. Wir wollten es ja kennenlernen und gingen um das riesige Gebäude einmal ganz herum. Zum Schluss kamen wir in den Park, der in den Wald der Oeynhauser Schweiz übergeht. Von außen konnten wir einen Blick in die riesige Muckibude, mit irre vielen Geräten und der Turn- und Schwimmhalle werfen. Als wir wieder zurück im Gebäude waren, orientierte ich mich jetzt an den Räumen, wo und wann ich in der nächsten Zeit hinmusste. Es gab ein riesiges Angebot.

Für den zweiten Tag stand auf meinem Plan, zehn Uhr der Besuch im Sprechzimmer einer Ärztin. Kurz vorher nahm ich auf einem Stuhl vor dem Arztzimmer Platz, ich wartete, dass sie sich meldete, nach fünfunddreißig Minuten gab ich mein unergiebiges Warten vor der Tür auf. Die Ärztin kam nicht und nach weiteren zwanzig Minuten fragte ich eine Tür vor den Ärztezimmern im Sekretariat nach.

Von der Sekretärin bekam ich die Antwort: „Das verstehe ich nicht. Eigentlich müsste sie im Zimmer sein. Warten Sie bitte noch einen Moment", sie stand auf, wir gingen zusammen zum Zimmer der Ärztin.

Nach mehrfachem Klopfen tat sich auch nichts. „Ich spreche mit dem Chefarzt Dr. W., und denke, er macht Ihnen kurzfristig einen neuen Termin" klärte sie mich nach langem Warten auf.

Das war mein erster kleiner Reinfall in der Klinik. Am Abend lag der neue Termin in meinem Fach. Auf dem Weg zu meinem Zimmer fielen uns, die gelben großen Punkte an verschiedenen Türzargen auf. Ich erkundigte mich an der Rezeption nach der genauen Bedeutung, und erhielt dort die Erklärung: „Leider haben wir einige Corona Fälle im Haus und es soll unser Personal daran hindern, weiter als an diese Stelle ins Zimmer zu gehen. Außerdem wird unser Personal auch dazu angehalten, beim Essen bringen, sozusagen zwischen Tür und Zarge, wenigstens ein paar Worte mit den Patienten auszutauschen. Sie sollen versuchen, dabei den Zustand der Patienten einschätzen, und ihn durch kleine Unterhaltungen damit ein wenig aufmuntern.

Er soll auf keinen Fall den Eindruck erhalten, er wäre im Zimmer allein, und keiner kümmert sich."

Die Sorge fand ich human und ausgesprochen gut! Den vorgeschlagenen Termin beim Chefarzt Dr. W. nahm ich selbstverständlich pünktlich war. Er machte einen kompetenten Eindruck auf mich. Nach kurzer Vorstellung forderte mich Dr. W. auf: „Erzählen Sie mir bitte von Ihren Erkrankungen der letzten fünf bis sechs Jahre, damit ich mir, neben den ärztlichen Berichten ein besseres Bild über Sie und die Krankheiten machen kann."

Und ich erzählte ihm, was mir aus der Zeit schnell, und sofort einfiel und persönlich wichtig erschien.

Seine Mimik verriet ihn, dass er von Zeit zu Zeit hinter seiner Maske lächelte, seinen Kommentar aber noch zurückhielt, und sich erst zum Schluss äußerte:

„Das ist ganz schön mächtiger Tobak, aber wenn Sie und wir uns ein wenig anstrengen, kriegen wir Sie nach einer angemessenen Zeit wieder auf die Beine."

Um einen Überblick der Leistungen der Klinik zu bekommen, habe ich die Angebote in der Liste unten praktisch und theoretisch zusammengefasst.

Ich bin nicht sicher, ob zur Ausbildung der Ärzte auch gehören könnte, bei Erklärungen anstatt Latein Deutsch zu benutzen. Es wäre aber sehr schön.

Mit den nächsten Zeilen zähle ich nicht nur die möglichen medizinischen Einzelheiten auf, die den

Patienten zur Verfügung standen, sondern ich versuche, einige der Maßnahmen, die der Tagesplan anbot,

Nr.	therapeutische Leistungen	Anzahl
1	Trainingstherapie Einführung	1
2	Medizinische Trainingstherapie	13
3	Funktionstherapie HWS	1
4	MD Weiterführung	1
5	Chinesische Heilgymnastik	1
6	Atemgymnastik	1
7	Gruppenbewegungsbad Senioren	6
8	Arztkontakt	1
9	Ärztliche Aufnahme	1
10	Pflegerische Aufnahme	1
11	Vortrag „Diätformen"	1
12	„Nachsorge nach der Reha"	1
13	Der Patient hat das Wort	3
14	Verabschiedung	1
15	Schulung „Kreon"	1
16	Vortrag „Was ist Krebs?"	1
17	Vortrag „Ganzheitliche Reha"	1
18	Vortrag „Metabolisches Syndrom"	1
19	Vortrag „Infos zur Onkologie"	1
20	Vortrag „Fatique-Syndrom"	1
21	Magengruppe A (C451)	1
22	Magengruppe B (C451)	1
23	Vortrag „Gastro-Einführung"	1
24	D552 Sozialrechtliche Beratung	1
25	Abschlussvisite ONKO	1

verständlich aufzuzählen.

Einige Tage waren im Schwesternzimmer mit

regelmäßigem Tagesrhythmus morgens und abends mit Blutentnahme und Gewichtskontrolle verplant.

Zwischen Übungen „Chinesischen Heilgymnastik" und „Funktionsgymnastik- Schulter/Nacken", die in der Turnhalle stattfanden, lagen Vorträge „Schulung: Ganzheitliche Reha", und nach der Mittagspause im Patientenrestaurant, in der riesigen Muckibude, mit über dreißig Geräten, „Med. Trainingstherapie" statt.

Weiter im Programm waren einige Übungen, die ich regelmäßig und liebend gern in Anspruch nahm: Davon standen für mich an der ersten Stelle das „Gruppenbewegungsbad leicht" und ein paar wichtige Vorträge, die mir dabei helfen sollten, wie ich in der Zukunft ohne Magen gut leben kann.

Die beiden Themen erstreckten sich von Themen, „Obere Verdauung" und „Kreon", wobei mir beide Vorträge den größten Sinn ausmachten. Ich hatte selber festgestellt, dass mein Stuhlgang durch den Verlust des Magens, verfettet ausgeschieden wird. Egal, wie der Tagesverlauf aufgestellt war, gegen zehn und fünfzehn Uhr standen täglich zwei Mal, die Zwischenmahlzeiten im Patientenrestaurant bereit.

Es waren oft Quark- oder Joghurt Fruchtspeisen die mit Sahne und Protein verstärkt und zusätzlich mit zwei Kapseln Kreon durch mich ergänzt wurden.

Da ich ja keinen Magen mehr habe, lösen sich die Kapseln nicht ganz auf, ich muss die Kapseln vorher öffnen und die Perlen unter die Speisen mischen.

Unter die medizinische Trainingstherapie fiel meist ein Spaziergang durch den Park der Klinik, an den sich eine Wanderung aller Patienten, mit und ohne Rollator, durch die Oeynhauser Schweiz anschloss. Ich konnte mich mit den Physiotherapeuten aber gut arrangieren, indem ich die geplante Wanderzeit von dreißig Minuten auf eine andere Funktion legte. So unternahm ich vor einem der Termine einen Einkauf bei Penny und konnte mich dadurch von der nordic-walking Aktion befreien. Der Weg zum Penny war ungefähr vierhundert Meter vom Eingang der Klinik entfernt. Ein Einkauf bei Penny war für mich erforderlich geworden, da ich das Mineralwasser immer mit Apfelsaft zu einer Apfelschorle mixen wollte. Im sogenannten Patienten- Cafe der Klinik, konnte man die fertige Apfelschorle in einer 0,25 ltr, Flasche nur zum horrenden Preis von drei Euro kaufen. Die Klinik lieferte das Mineralwasser nur gegen Bezahlung auf die Patientenzimmer, es gab aber zwei kostenlose Zapfstellen im Haus, an der man sich, ein vom Arzt empfohlen, Trinkwasser in Flaschen füllte.

Abgesehen von der Zeit bei Hannelores Besuchen, habe ich das Cafe nur manchmal an einem Samstag zur Bundesliga-Berichterstattung besucht. Es gab einige Gründe, dort nicht oft einzukehren, und noch ein paar ganz besondere, die mich besser sogar davor abhielten. Einen davon könnte man als >nicht sehr kundenfreundlich< einstufen.

Zum Beispiel wurde bei einer Übertragung der Championsleague, das Spiels Dortmund gegen Manchester City, der Fernseher vom Kellner ausgeschaltet. Trotz der Beschwerden der meisten Gäste begründete er die Maßnahme das Cafe zu schließen: „Ich habe um zehn Uhr Feierabend", schloss er das Cafe sofort ab.

Soviel zum Thema Patienten- Cafe, und warum ich deshalb zu Penny ging. Eine 0,25 Liter Flasche Apfelsaft im Cafe kostete 2,95 €, 1 Liter bei Penny konnte ich zum günstigen Preis von zwei Euro, das heißt: im Verhältnis zum Cafe zum Sechstel kaufen.

Über eine Tischordnung im Kreise alter Menschen zu reden ist müßig. Es ist immer etwas Glück dabei. An unserem Tisch, saßen vier Frauen, und zwei Männer mit mir. Drei Frauen verhielten sich, wie wir Männer angepasst. Eine Frau war extrem aufdringlich. Zu ihrer Art, sich schnell bei den anderen Patienten unbeliebt zu machen, empfehle ich den bekannten Spruch: >Gott weiß alles, aber sie wusste alles viel besser<.

Was macht man, um sich weitgehend von so einer Nervensäge fernzuhalten? Man hält sich auf sichere Distanz, beeilt sich mit dem Essen, und verlässt sehr schnell den Tisch. Auf die Gefahr hin: >Der ist unfreundlich<, verzichtete ich auf Kontakte, hielt ich für mich und verzichtete auf engeren Anschluss.

Kapitel 21

Es geschahen noch drei außergewöhnliche Anlässe, die ich noch unbedingt erwähnen möchte!

Erst war es ein peinlicher Vorfall am Nachmittag, im Anschluss an den Ernährungs- Vortrag über Kreon wollte ich zum Training in die Muckibude fahren.

Bis zum Lift ging es noch einwandfrei. Ich hatte zunächst die KG Taste gedrückt, als ich merkte, dass ich umplanen musste. Ein Geschäft verlangte meine dringende Anwesenheit auf der nächsten Toilette.

Ich wusste, wo im Erdgeschoss ein WC zu finden war, und drückte die entsprechende Taste, damit mich der Lift ins EG zurückbrachte. Leider reagierte der Aufzug sehr langsam, erst fuhr er noch nach unten, danach noch sehr behäbig zum EG. Ich denke, er wollte mich ärgern.

Als ich endlich die Toilette erreichte, waren für mich an dem Tag das Programm und mein Schlüpfer schon vollgelaufen. Es dauerte eine gewisse Zeit, bis ich die Toilette und meinen Slip gereinigt hatte.

Der Tag hatte sich absolut gegen mich entschieden. Zweitens trug sich während meiner Reha-Zeit in der Klinik Porta Westfalica in der Nacht ein Sturz zu.

Ihn konnte ich als Nummer vier in die Sammlung meiner Stürze seit Anfang 2022 einfügen.

Wie konnte mir so etwas nur passieren?

Ungefähr um drei Uhr nachts wollte ich zur Toilette, als ich auf der Bettkante saß, und die Matratze plötzlich nachgab rutschte ich runter auf den Fußboden.

Leider war der Abstand meine Armlänge vom Fußboden zur Alarmklingel an der Wand zu groß.

Vom Fußboden konnte ich die Klingel dort nicht erreichen, die jetzt für mich weit entfernt, an der Wand hinter dem Bett angebracht war.

Meine Probleme waren wie immer, die zwei Prothesen der Knie, die mich hinderten, mich zu drehen, dann aufzurichten und mich in die Höhe zu ziehen.

Anschließend rutschte ich zehn Minuten lang über den Fußboden ins Badezimmer, um dort endlich die Kordel der Klingel ziehen zu können.

Nach weiteren zehn Minuten erschien endlich die Nachtschwester, eine körperlich sehr kleine Person.

Obwohl sie, wie einige der Schwestern, höchstens fünfzig bis sechzig Kilo wog, schaffte sie, mich mühelos unter den Armen zu greifen und hochzuheben.

Weitere zehn Minuten später kam der Arzt hinzu, den sie inzwischen zur Sicherheit gerufen hatte.

vorsichtig tastete er alle Regionen meines Körpers, von oben bis unten, an allen empfindlichen Stellen ab.

Seine ernsthaft besorgte Frage forschte: „Wie geht es Ihnen? Verspüren sie an irgendeiner Stelle ihres Körpers einen Schmerz?", konnte ich erleichtert verneinen. Schließlich hatte es keinen heftigen Aufprall auf eine bestimmte Stelle des Hinterns gegeben, ich
war nur von der Bettkante auf den Boden gerutscht.

Meine Reha wäre offiziell am Montag dem siebten November 2022 zu Ende gewesen. Da bisher weder am Samstag, oder Sonntag irgendwelche Maßnahmen anstanden, und außer den Patienten-Restaurants keine weiteren Möglichkeiten zu einer sinnvollen Beschäftigung gab, sprach ich den Arzt in seinem Zimmer schon am Mittwoch darauf an: „Einmal ehrlich Herr Doktor, es wäre doch blödsinnig, wenn ich bis Montag bleibe, und bei dem schlechten Wetter nur hier im Haus herumsitzen muss. Kann ich vielleicht schon am Freitag nach Hause fahren?"

Doktor W. blickte mich an, grinste und sagte: „Gut, Irgendwie haben sie Recht. Normal müssten Sie aber bis Montag bleiben, ich sehe jedoch auch nicht ein, unbedingt drauf zu bestehen. Ich bin einverstanden, dass Sie schon am Freitag fahren."

Er wollte sich gerade abdrehen, da hakte ich nach: „Da wäre noch etwas. Meine Frau und ich waren vor einigen Jahren einmal im Gop - Varietétheater im Kaiserpalais hier in Bad Oeynhausen. Damals hat uns das Varieté >Wep< ganz gut gefallen. Wenn meine Frau jetzt anreist, um mich abzuholen, möchte ich mit ihr gerne in die neue Show gehen. Würden Sie uns erlauben, das Theater zu besuchen?"

„Es tut mir leid. Das kann ich nicht genehmigen. Sie haben bestimmt doch schon im Haus einige der gelben Punkte an den Zimmertüren bemerkt", ich blickte ihn etwas abwartend an. Dann ergänzte er seinen Satz: „In diesen Zimmern leben Patienten, die positiv auf Corona getestet wurden. Sollten Sie sich bei der Show infizieren, ist mir das Risiko zu groß. Sie könnten in der Klinik sogar noch am letzten Tag für eine Katastrophe bei uns sorgen. Aus dem Grunde kann ich es Ihnen leider nicht genehmigen. Das müssen Sie einsehen."

Deshalb versprach ich: „Einverstanden. Ich gebe Ihnen das Wort, dass wir nicht ins Theater gehen."

Eigentlich war es schade.

Ich hatte mich vorher schon, bei einem Taxiunternehmen im Ort erkundigt, ob uns ein Fahrer dort hin und zurückfahren könnte, obwohl mir die Fahrt zu dem Kaiserpalast nicht soweit vorkam.

Er klärte mich genau auf: „Wenn Sie zu Fuß durch den Park der Klinik laufen, und anschließend durch die Oeynhauser Schweiz, sind es zu Fuß nur achthundert Meter, aber über die Straße ungefähr vier."

Na ja, wir hatten uns sowieso schon entschieden!

Fünftes Buch

Was geschah danach?

Was ich beachten muss!

Kapitel 22

Um keine umständliche oder langweilige Kapitel erfinden zu müssen, fasse ich die nächsten wichtigen Ereignisse der folgenden Zeit kurz zusammen.

22.11.2022 Corona positiv

Während der letzten Tage hatten wir uns offensichtlich in der Porta Westfalica Klinik, Hannelore und ich, in den letzten Tagen mit Corona infiziert.

Für Fahrten in öffentlichen Verkehrsmitteln und beim Betreten eines öffentlichen Gebäudes, sowie bei Untersuchungen bei Ärzten war in Deutschland immer noch die Corona Untersuchung erforderlich.

Zum 8. April 2023 ist die Vorschrift nun ausgelaufen, und damit auch die letzten Corona-Maßnahmen. Zum 23. November hatten wir beide einen fälligen Termin bei unseren Hausärzten vereinbart, deshalb mussten wir uns vorher testen lassen. Leider fielen unsere Tests positiv aus, und wir mussten uns in den kommenden zwei Wochen in verordneter häuslicher Quarantäne aufhalten.

Die erneuten Tests waren zum Glück wieder negativ, und wir konnten uns frei bewegen. Nach meiner Operation wurde von den Ärzten im **Ergebnis** des Entlassungsberichtes empfohlen: Aktuell ist der Patient tumorfrei. Aufgrund der Komorbiditäten ist eine adjuvante Chemotherapie nicht sinnvoll.

Wir bitten daher um engmaschige Kontrolle mit:
CT- Untersuchung des Thorax, Endoskopie Magenspiegelung

Die ersten Befunde des CT vom 02.01.2023 und der Magenspiegelung vom 06.02.2023 waren beide negativ. Die beiden nächsten Termine für das CT wurden für den 12.07.2023 und für die Magenspiegelung am 02.08.2023 schon festgelegt.

22.04.2023 Solebad Werne

Am Samstag, den 22.04.23 waren wir gemeinsam im Solebad Werne schwimmen. Der Vorschlag kam von Hannelore, weil wir auch schon vor Corona häufig zum Schwimmen(laufen) ins Solebad gefahren sind. Ich gebe offen und ehrlich zu, eine halbe Stunde im Solewasser nur hin- und herzulaufen, hat mich doch ganz schön geschlaucht. Jetzt sollte es eine zusätzliche Maßnahme, zu den Tagen werden, an denen ich mich eine Stunde lang bemühe, im RehaCenter der Klinik am Park, an den Mucki-Geräten, meine Muskeln in Form zu bringen. Seit 2012, bis zum Jahre 2017, versuchte ich, am Dienstag und Freitag meine Muskeln im RehaCenter auf der Geräteplatte etwas zu stärken.

Nach der Operation des rechten Knies, und später nach beiden Schlaganfällen, ging ich regelmäßig, mit wenigen Ausnahmen dahin. Nachdem das RehaCenter, wegen der Corona- Pandemie vorübergehend geschlossen war, habe ich das Training erst jetzt wiederaufgenommen. (wenn wir nicht verreist waren!)

Jetzt aber zurück zum Solebad.

Ich drehte schon einige Runden im Wasser, und als die >Düsen über dem Kopf< angingen, stellte ich mich für kurze fünf Minuten darunter.

Auf keinen Fall länger!

Das ist für mich unbedingt wichtig, den Vorgang genauso festzuhalten, um sie mit in meine abschließenden Überlegungen einzubeziehen. Am darauffolgenden Sonntag bekam ich leichte Kopfschmerzen und ich versuchte den Grund dafür heraus zu finden. In meiner ersten Überlegung dachte ich, dass es sinnvoll sei, die Beschwerden ab Beginn, soweit wie möglich, vom Anfang an zu verfolgen.

Die wichtigsten Fragen dazu waren zuerst:
Wann genau begannen die Probleme?

Welche genau erscheinen mir davon wichtig?
Ich musste noch sehr lange Zeit zurückdenken, um anschließend mit den Zeiten nach der Reha in Hagen- Ambrok zu beginnen. Auf Empfehlung einer Klinikärztin verzichtete ich damit vollkommen freiwillig sechs Monate aufs Autofahren.

Als ich wieder zu Hause war, glaubte ich eine kleine Fahrradtour ums Eck versuchen zu können.

Ich bekam schon erste Schwindelgefühle, nachdem ich ein kurzes Stück die Straße heruntergefahren war.

Deshalb verzichtete ich auf den weiteren riskanten Versuch und verschenkte die Libelle, ein altes Hollandrad, an eine gute Bekannte.

Nach längerer Überlegung und klarer Abwägung Für und Wider, bestellte ich ein Seniorendreirad, das ich selber zusammenbauen musste.

Inzwischen konnte ich das Dreirad an eine junge Frau mit beginnender MS für 350 € verkaufen. Gut, da habe ich ungefähr 50 % Verlust gemacht. Aber mit einer guten Tat abgeschlossen.

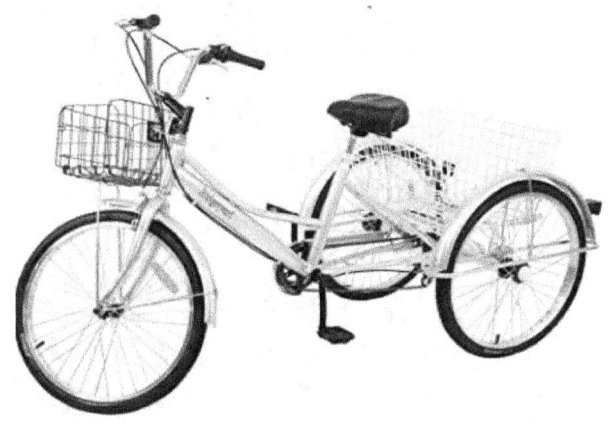

Nach Abschluss der eigenen Montage wollte ich kein Risiko eingehen. Deshalb ließ ich es von der Radstation Lünen vorsichtshalber testen und prüfen. Sie kontrollierten alle technischen, wichtigen Details, wie die richtige Spannung der Kette, Schaltung usw., und stellten sie präzise ein.

Als ich danach zu Hause ankam, machte ich sofort eine Probefahrt, die leider an der nächsten Straßenecke schon endete. Ich fühlte mich unwohl, und auch wieder schwindelig.

Zu erwähnen wäre noch, dass ich, aus zwei Indoor-Rollentrainern, einen geeigneten Heimtrainer für das

Dreirad konstruierte, und anschließend baute. Beide Einheiten konnten bis Ende Oktober 23 in der Garage als ungewöhnliche Museumstücke besichtigen.

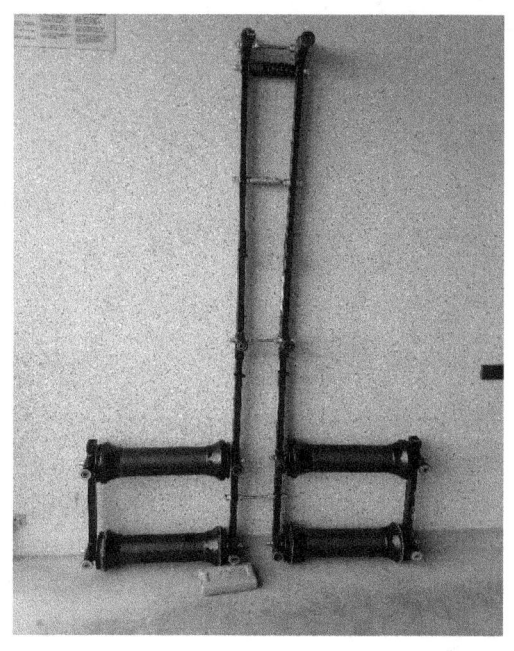

Die Schwindel kamen in der Zeit danach nur noch vereinzelt vor. Leider muss ich nach tiefem Schlaf, beim Aufstehen kurz, zuerst ein bis zwei Minuten auf der Bettkante sitzen, und dann vorsichtig aufstehen.

Vor meiner Reha 2017 in Hagen schlief ich immer nur normale Zeiten, zwischen 6 bis 8 Stunden. Danach selten viel länger, sogar bis zu 11 Stunden.

Jetzt kämpfte ich um neue Rekordzeiten.
Durchschnittlich schlafe ich jetzt ungefähr zehn bis zwölf Stunden, wenn mich meine Frau nicht weckt, könnte ich es entsprechend noch länger aushalten.

Zwischenzeitlich bekam ich in meinen Ohren ein Tinnitus Rauschen, hauptsächlich auf dem linken.

Die Tage, an denen ich weiter unter Schwindel litt, wurden jetzt immer häufiger. Wenn ich in der Nacht auf die Toilette muss, wurde daraus manchmal ein gefährliches Abenteuer.

Um nicht zu stürzen muss ich einen Halt an einem Möbel suchen, und kurz daran festhalten, welches auf meinem Weg zum WC stehen.

Und jetzt noch eine Erklärung zum Thema stürzen. Im Kapitel 17 beschreibe ich, dass ich im Jahr 2022 insgesamt vier Mal gestürzt bin.

Drei Male davon waren in unserer Wohnung.
Einmal konnte ich mich nach großer Mühe, wieder aus eigener Kraft auf die Beine bringen.

Ein anderes Mal wollten es meine Frau und ich es gemeinsam schaffen, was uns leider nicht gelang.

Durch TEP- Prothesen in beiden Knien, kann ich sie leider nicht belasten, und musste nach einer Stunde die Rettung rufen, die mich dann hochhoben.

Beim späteren Besuch meiner Hausärztin schilderte ich die Vorfälle und hoffte, ihr nicht den Eindruck, des Hypochonders nach dem Theaterstück Molières >Der eingebildete Kranke< zu hinterlassen.

Ich vermute, dass sie es mir auch abnahm. Zuerst verschrieb sie mir zum Test dreißig Tabletten >Cinnarizin Dimenhydrinat Hennig 20 mg/40 mg<.

Nachdem ich diese verbraucht hatte, und sie meiner Meinung nach. keine große Wirkung bewies, bekam ich einhundert weitere Pillen. Zu meiner Erklärung zum eingebildeten Kranken. Sowas spiele ich nicht. Wer von etwas härterer Natur ist, wie ich, kann wohl einige harte Schläge einstecken.

Seit dem Jahre 2017, nach den vier Erkrankungen, erklärten mir die meisten Ärzte: Sobald Sie nur eine Veränderung an ihrem Körper verspüren, sagen Sie es den Ärzten besser sofort! Deshalb nehme ich seitdem den Vorschlag ernst, und achte seitdem auf jede Veränderung meines Körpers.

Nach der ersten Knieoperation im Jahre 2012 (ich erwähnte es schon), damals wog ich 145 Kilo, begann ich regelmäßig an Geräten im RehaCenter, meinen Körper, zu trainieren. Zwischenzeitlich war ich zum Vergleich schon einmal in zwei anderen Fitnesscentern, und gab es danach aus verschiedenen Gründen schon wieder auf.

Für meinen Wechsel zurück waren zwei Gründe für mich sehr entscheidend: Im RehaCenter steht zu jeder Zeit einer der Physiotherapeuten auf der Platte, oder befindet sich in der Nähe, und ist schnellstens erreichbar. Sollte mir dort plötzlich irgendetwas passieren, finde ich mich anschließend zur Überwachung in der Klinik wieder.

Im Februar 2023 startete ich also erneut, meine Übungen im RehaCenter der Klinik am Park, mit dem MediFit, zwei Trainingseinheiten pro Woche.

Dazu kommt noch eine Aussage des RehaCenter:
>Dieses Programm wird von unseren Trainierenden am häufigsten gewählt. Sie trainieren zweimal in der Woche, was zum schnelleren Trainingserfolg führt. Das kontinuierliche Training mit entsprechenden Ruhepausen dazwischen, hilft Ihnen, die Muskulatur nachhaltig zu kräftigen und dadurch Ihre Beweglichkeit zu verbessern<.

Mein Kommentar dazu: mit 39,95€ pro Monat ist es zwar doppelt so teuer wie zum Beispiel bei McFit, indem man 24 Stunden, 7 Tage pro Woche, so oft man will, trainieren kann. Aber das RehaCenter befindet sich im Komplex der Klinik am Park. Sollte mir etwas geschehen, bin ich nur kurz über den Flur, und befinde mich schon direkt in der Klinik. Deshalb meine ich, wegen 20 Euro im Monat mehr, sollte mir Sicherheit als Vorteil einiges mehr wert sein! Und im Gegensatz zu McFit werden mir die beiden Termine am Dienstag 11 Uhr, und am Freitag 15 Uhr in einer Gruppe vorgegeben. Die fordern mich immer auf, meine Termine ziemlich genau einzuhalten, und dazu sind es meist immer die gleichen Teilnehmer.

Nach den vier Erkrankungen im Jahre 2017, nehme ich täglich, bis zu zwanzig Tabletten. Ich lese seitdem jeden Beipackzettel ernsthaft durch und achte auch bei der Einnahme genau darauf.

Meine Hausärztin erklärte mir, bevor sie mir diese verschrieb, dass ich die Cinnarizin Tablette nach vier Wochen nicht mehr einnehmen sollte.

Das tat ich dann auch nicht.

Als die vier Wochen vorüber waren, konnte ich nur eine geringe Verbesserung vermerken.

Aus dem Grunde und den Beschwerden nach dem Solebad möchte ich mich diesen Themen zuwenden.

Es ist der 1. Mai, und ich beabsichtige für Morgen einen Termin bei meiner Hausärztin anzumelden.

Meine momentanen Beschwerden existieren noch: Leider haben sich die Schwindelgefühle bisher nicht gebessert, im Gegenteil, ich meine, sie sind danach vielleicht noch etwas intensiver geworden.

Der zweite Grund, der für den Termin wichtig ist: Nach dem Solebad, empfand ich neun Tage danach, sobald ich die linke Kopfseite an einer bestimmten Stelle berühre, ein schmerzhaftes Druckempfinden.

Meine Frau sah sich die Stelle etwas näher an und meinte, sie sei etwas angeschwollen.

Allerdings könnte es sich auch um eine Blessur nach den Massagen handeln, die mir ein Orthopäde verschrieben hat, und die ich nun seit drei Wochen, mit der Verlängerung von weiteren sechs Massagen zu Übungen, in der Reha erhalte.

Meine Hoffnung wäre allerdings scherzhafter, und. sie liefe dann auf eine Komödie von Mollier hinaus: *Der eingebildete Kranke.*

Die Diagnose der Hausärztin ergab, nachdem sie sich die Kopfhaut angesehen und auch abgetastet hatte, schnell und sehr eindeutig:

„Es ist vielleicht eine Reaktion der Halsmuskulatur. Da hilft nur viel Wärme. Wurden Sie vielleicht dort im Nackenbereich schon massiert?"

Ich bestätigte, dass ich dienstags und freitags im RehaCenter zum Gerätesport gehe und insgesamt, mit der Verlängerung zwölf Massagen bekomme.

Sie lächelte und nickte zufrieden zu der Erkenntnis. Und ich deshalb, weil ich mir einen Körnerbeutel zuhause um den Hals legen durfte, um zu wärmen.

* * *

Kapitel 23

Inzwischen kann ich eine kleine Historie meiner Stürze aufzählen, zwei der Fälle geschahen schon im Jahre 2022 in unserer Wohnung.

Einmal konnte ich mich selber aus meiner Misere wieder in eine sichere Position erheben. Bei einem Mal davon mussten wir nachts sogar den Unfallwagen zu uns rufen, da halfen mir die Sanitäter hoch.

Die Nummer vier, erklärt die soeben beschriebene Nacht in der Klinik Porta Westfalica.

Beim fünften Tiefflug im Februar 2023 rutschte ich von der unteren dritten Stufe unseres Hausflures ab.

Zum Glück hatten wir gerade Besuch einer guten Bekannten, sie und meine Frau halfen mir gemeinsam wieder auf die Beine.

Es war der einzige Fall(wortwörtlich), an dem ich mir einige Schrammen am rechten Schienbein zuzog und bis zu der Heilung mehrere Wochen benötigte.

Der letzte Sturz am 19.05.2023

Eigentlich sollte dieser Tag nach einem gemütlichen Abend, mit gesundem Schlaf enden.

Aber was mache ich stattdessen?

Beim vermeintlich letzten Gang zur Toilette legte ich mich noch einmal gewaltig auf die Fresse.

Wie kam es wohl dazu?

Bis heute weiß ich nicht, ob ich gestolpert oder auf dem Vorleger ausgerutscht bin?

Jedenfalls fand ich mich plötzlich in einer kaum nachstellbaren, äußerst skurrilen Lage wieder. Ich lag zwischen Toilettentopf und Waschschrank. Bei diesem Fall bin ich mit dem Hinterkopf an den Griff einer Schublade des Waschschranks gestoßen, und habe ihn dabei sogar abgerissen.

Mein Schreien sorgte dafür, dass Hannelore es im Wohnzimmer hörte und Sekunden später erschien.

Nach zehn Minuten konnten wir endlich die Beine in eine günstigere Lage positionieren. Dann versuchte ich mich selbst hochzuheben. Zum Glück konnte ich mich an den Sprossen der Wandheizung ein wenig anheben, und endlich gelang es uns gemeinsam, mich nach einem dritten oder vierten Versuch, aus dieser misslingen Lage zu befreien.

Etwas benommen wackelte ich zurück ins Wohnzimmer und musste mich erst davon erholen. Nach einer Stunde war auf meinem Hinterkopf eine Beule in der Größe eines Hühnereies entstanden.

Es blutete nicht, war also keine offene Platzwunde. Kurze Zeit später entschieden wir, zu meiner Sicherheit und Kontrolle in die nahe Klinik zu fahren.

Inzwischen war es nachts nach elf Uhr geworden. Nach dem Aufnahmeprotokoll und der Messung des Blutdrucks, und drei weiteren Abstrichen zeigte die Uhr schon kurz vor Mitternacht.

Endlich kam auch der Arzt, ich erzählte ihm, wie es zum dem Fall gekommen war. Er tastete den Kopf lange ab und meinte dann dazu: „Wir müssen ein CT machen, alleine schon zu ihrer Sicherheit, um damit auszuschließen zu können, dass es etwas mehr als nur eine Beule ist", er nahm darauf sein Telefon und meldete mich im CT an.

Dort wurde ich schon erwartet und zehn Minuten später, nachdem sie die Aufnahmen gemacht hatten, schob man mich im Rollstuhl zur Aufnahme zurück.

Für die Beurteilung der CT- Aufnahme benötigte der Arzt fünf Minuten und rief zu seiner Absicherung telefonisch einen Kollegen hinzu: „Es geht um das CT von Herrn Volkmann, kannst du es dir bitte einmal ansehen?"

Ich befürchtete schon etwas Schlimmes und atmete erleichtert auf, als er laut bekundete: „Ich sehe es genauso, ich konnte auch nichts erkennen."

Er drehte sich mir zu und sagte: „Es ist soweit alles in Ordnung. Aber es ist besser, wenn Sie zu ihrer Kontrolle vierundzwanzig Stunden hier bei uns auf der Station bleiben. Das heißt, Sie können am Sonntagmorgen nach acht Uhr wieder nach Hause. Sind Sie damit einverstanden?"

Natürlich stimmte ich zu.

Nach meinen Erfahrungen in der letzten Zeit, gab es für mich nicht den kleinsten Grund, an der Diagnose des Arztes zu zweifeln.

Im Vorraum wartete Hannelore immer noch auf das Ergebnis und war sichtlich erleichtert, als sie nun von der negativen Diagnose hörte. Sie hatte sich seit dem letzten Jahr schon reichlich Sorgen um mich machen müssen.

Kurz nach null Uhr wurde ich in mein Zimmer 28 auf der Station 2 gebracht. Ich war nicht weiter überrascht, dass es sich auch hier wieder um ein leeres Zweibettzimmer ohne weiteren Patienten handelte.

Wie gewohnt belegte ich das Bett am Fenster.
Die Schwester, die mich hier hereingebracht hatte, stelle beim Entkleiden fest, dass ein Zeh des rechten Fußes blutete, und ich dadurch einige Blutflecken auf dem Fußboden hinterlassen hatte.

„Ich komme noch zweimal", es klang wie in einem Märchen der Brüder Grimm von „Brüderchen und Schwesterchen", ich musste grinsen, und ergänzte ihren Satz mit: „und dann nimmermehr!"

Sie meinte damit aber: „ungefähr um drei und fünf Uhr zur Kontrolle. Ich wünsche Ihnen noch eine geruhsame Nacht."

Bis zur ersten Kontrolle war ich noch wach, da ich zwischendurch zu ergründen versuchte, warum ich jetzt schon wieder hingefallen war.

Aber die Frage blieb nach wie vor ohne Ergebnis!
Als die Schwester die Tür um drei Uhr öffnete, hob

ich nur die rechte Hand und bekundete leise:

„Alles klar! Ich lebe noch."

Sie kicherte nur und schloss leise die Tür hinter sich. Die zweite Kontrolle bemerkte ich nicht mehr, da ich bis dahin offensichtlich durchgeschlafen habe.

Der Samstag lief inzwischen genauso ab, wie ich ihn fast alle Tage von Juni bis November, in denen ich mich im Krankenhaus oder in der Rehaklinik befunden hatte, und über die ich in diesem Buch schon reichlich geschrieben habe.

Am Samstagmittag besuchte mich Hannelore und brachte mir nachträglich noch einige Dinge. Wir hatten vorher nicht damit gerechnet, solange in der Klinik bleiben zu müssen.

Außer schlafen blieb mir nur der Fernseher übrig. Ich richtete mich danach und schlief fest durch.

Am Sonntagmorgen wachte ich kurz nach acht auf. Ich wusch mich und zog mich in aller Ruhe an.

Das Frühstück stand, wer weiß wie lange schon, auf dem Tisch und erwartete mich. Der Kaffee war schon zu einem Eiskaffee abgekühlt.

Das Angebot war auch nicht sehr berauschend. Damit ich meine Tabletten einnehmen konnte, aß ich nur eine halbe Scheibe Brot, mit Marmelade belegt.

Wie war noch die Absprache: Zur Kontrolle bleiben Sie vierundzwanzig Stunden hier und gehen am Sonntag gegen acht Uhr nach Hause.

Meinen Gesundheitscheck hatte ich längst durchgeführt, es war schon alles eingepackt, und mit Hannelore abgesprochen, dass sie mich in einer halben Stunde abholen könnte.

Dann wartete ich ungeduldig auf den Arzt. Da bis um neun Uhr niemand kam, nahm ich meine Sachen und ging zum Stationszimmer.

Nach meiner Anfrage erklärte mir die Schwester: „Die Ärztin wird wohl schon bald kommen. Sie macht gerade die Übergabe, und ist bald bei Ihnen."

Ich wartete eine kurze Zeit, dann ging ich zum Eingang, an dem ich Hannelore zu warten wusste.

Ich traf sie sofort, und klärte sie über mein Warten auf. Hannelore hielt mich davon ab, die Klinik, und ohne den ärztlichen Segen sofort zu verlassen.

Also ging ich als gehorsamer Ehemann zur Station zurück, als mir die Ärztin schon entgegenkam.

„Ich war schon halb weg. Meine Frau meinte ich solle mit besser offiziell von Ihnen verabschieden."

„Warum? Wir sind kein Gefängnis, und halten Sie nicht fest. Sie können gehen, wann Sie wollen", waren die letzten Worte der Ärztin.

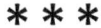

Epilog

Inzwischen muss ich bis zu zwölf verschiedene Tabletten einnehmen. Das sind täglich rund zwanzig. Je nachdem, wie viele Kreon Kapsel ich jetzt täglich einnehmen musste, waren es zwanzig. Sonntags kam noch eine Colecalciferol hinzu.

Eine Ernährungsberaterin hatte mir kurz erklärt: „Die Kreon Kapsel muss geöffnet und die kleinen Perlen vorher auf der eingenommenen Speise verteilt werden. Sie dient der Entfettung der Speisen, weil die normale Verdauung durch den Magen fehlt.

Die neue Medikamentenliste   Stand: 01.12.22

Handelsname	morgens	mittags	abends
L- Thyrox 200 ug	1		
Eliquis 2,5mg	1		1
Hydromorphon 8 mg	1		1
Pregabalin 50 mg	1		1
Metformin 500 mg	1		1
Bisoprolol 5 mg	1		
Torasemid 5 mg	1		
Januvia oder Xelevia 25 mg	1		
Tamsulosin 0,4 mg			1
Magnesium Verla		1	
Calcium Brause		1	
Kreon 25000	2	2	2
Fresubin Protein Power		1	1
selten bei Bedarf: Naproxen 500 - oder Paracetamol 500 bis 3x			
Colecalciferol, z.B. Dekristol 20.000 iE 1x /Woche sonntags			
Vitamin B 1000 ug 1x Monat bis 6 Wochen, nächste je am			

Obwohl die letzten zwölf Monate schnell an mir vorbei glitten, erinnerte ich mich, an fast jede Phase.
Was habe ich in den drei Monaten alles erlebt?
Da war zunächst die hervorragende Betreuung durch Frau S., zudem die zwei sehr guten Ärzte, Dr. L. und Dr. F., die an mir, mit einer außergewöhnlichen Operation eine Spitzenleistung vollbracht haben.

Die folgende Beurteilung muss ich subjektiv, nur auf mich beziehen, wobei es bei anderen Patienten völlig anders gesehen und erkannt werden muss.

Nach meinem früheren Respekt vor Krebs, mit den Erfahrungen meiner Frau (Bericht >Ich will nur leben<, mit fünf Brustkrebs OP´s), und durch eigene Erfahrung, räume ich mit Vorurteilen von mir auf.

Erstens: es ist falsch, dass man bei Magen- oder Darmkrebs nicht alles essen kann. Heute esse ich fast alles, was auf den Tisch kommt. Leider ist bei einigen Patienten die Ernährung anders, bei manchen kann die Nahrung nur noch flüssig über Sonde erfolgen.

Dieses Vorurteil kann ich für mich voll widerlegen. Schon vom dritten Tag, kurz nach meiner Operation konnte ich fast alles essen, was man mir vorsetzte.

Zweitens: für die Leerung des Darms würde man immer einen seitlichen Ausgang künstlich einbauen.

Auch hierin belehrte man mich. Bei Darmerkrankungen kann es in den schwersten Fällen schon einmal vorkommen, dass ein seitlicher

Ausgang erforderlich wird, beim Magen kann es je nach Schwere der Erkrankung wohl notwendig werden, ist aber nicht sehr häufig.

Mein Stuhlgang ist oft sehr dünn. Dazu meine ich; Lieber etwas zu dünn als sich ständig mit Verstopfungen herum zu schlagen.

Durch die Feststellung der Ärzte, die Nierenwerte seien schlecht für die Chemotherapie, hatten sie sich entschieden die Operation vorzuziehen. Vielleicht war es ein außergewöhnlicher Glücksfall für mich geworden, dass sie auf die Chemotherapie zunächst verzichten konnten, und, wie es inzwischen aussieht, vielleicht sogar auch noch ganz.

Zum August 2023 hatte ich mich wieder von meiner Hausärztin für drei Wochen in die Tagesklinik Geriatrie einweisen lassen.

Ein superschlauer Patient, war er der jüngste in der Gruppe, mit ungefähr 70 Jahren, meinte am ersten Tag abfällig zu mir: „Was soll eigentlich diese Scheiße hier? Wir sitzen jetzt den ganzen Tag herum, dann kann ich besser zu Hause bleiben."

Ich schüttelte den Kopf und widersprach ihm sofort: „Schau dich einmal hier im Kreis um, du bist der Jüngste, und musst ja nicht hierbleiben. Die anderen Patienten sind alle, von 80 bis Mitte 90, also wesentlich älter als du. Die sind bestimmt froh darüber, manchmal eine kleine Pause einzulegen. Ich bin 81, als ich so alt wie du war, habe ich auch etwas anders darüber gedacht. Da habe ich an solchen Aktionen gar nicht erst teilgenommen."

„Es mag ja sein, aber nur herumsitzen ist nichts für mich. Zu Hause habe ich immer etwas zu tun", wollte er sich jetzt noch rechtfertigen.

Daraufhin klärte ich ihn über meine Gründe auf, warum ich an dieser Maßnahme teilzunehme: „Ich nehme die Tagesklinik sehr ernst. Meine Hausärztin hat nicht annähernd die Zeit, mich so gut zu untersuchen und zu betreuen. Hier ist es anders. Du musst wissen, 2017 hatte ich zwei Schlaganfälle, eine Operation an der Wirbelsäule, meine beiden Knie wurden ausgetauscht, und im August 22 wurde mein Magen wegen Krebs vollständig entfernt. Nachdem Frau Dr. Sch. einen Langzeit- Blutdrucktest durchführte, und
weil sie hier täglich Labor machen, konnten sie meinen Blutdruck regulieren. Meine beiden Knie wurden geröntgt, und der Kopf war im MRT. Diagnose von Frau Dr. S., sie konnte beide Narben der Schlaganfälle erkennen, und zum Glück war der Rest dieser Untersuchungen negativ. Und wenn ich jetzt die anderen Leistungen noch aufzähle, morgens die Geräteübungen in der Muckibude, dann Fango, Rotlicht und Gymnastik, anschließend bin ich bis zum Essen schon geschafft. Nachmittage noch eine

Gruppen- oder Ergotherapie, dann bin ich froh darüber eine Pause zu bekommen. Frau Dr. Sch. hat neben den täglichen Laborwerten auch noch weitere Untersuchungen veranlasst. Zum Beispiel wurde Sie hat auch einen Demenztest mit mir durchgeführt. Befund: negativ. Wenn meine Leistung in Zukunft nachweislich nachlassen sollte, wäre ich froh, wenn man zeitnah mit Medikamenten gegensteuern kann. Ich weiß nicht, was du daran auszusetzen hast."

„Ja, wenn du das so siehst", gab er dann klein bei. Zum Abschluss unseres Gesprächs, sagte ich ihm noch: „Jedenfalls werde ich mich wieder für den neuen Termin im August 2024 anmelden. Ich behaupte jetzt, dass ich sehr gerne für drei Wochen hierherkomme, weil kein Hausarzt über die Möglichkeiten der täglichen Kontrollen verfügt, wie sie hier durchgeführt werden. Ich hoffe, falls etwas an mir festgestellt wird, dass man die Macke rechtzeitig behebt."

Drei Tage später war er jetzt bei allen Übungen aktiv in Einsatz. Ich weiß nicht, ob unser Gespräch gefruchtet, und zur Einsicht beigetrug, oder ob er es selbst erkannte hatte.

06.01.2024

Bisherige aktuelle Kontrollen, Stand Januar 2024.

Für mich steht fest: ich halte die Termine für die Tabletteneinnahme, und die fälligen Laboruntersuchungen bei der Hausärztin sehr genau ein.

Die halbjährlichen, zeitlich geplanten Termine wie: Tumormarker, CT Ende Januar, Magenspiegelung im Juli stehen schon fest. Nach meiner zweiten Magenspiegelung im August 2023 erklärte mir der Arzt: „Es reicht, wenn die nächste Spiegelung jetzt erst nach 12 Monaten gemacht wird. Vorausgesetzt, wenn der Wert der Biopsie negativ ausfällt. Sonst werde ich Sie
rechtzeitig davon in Kenntnis setzen."
Danach hörte ich nichts mehr von ihm.

Jedenfalls geht es mir jetzt, 16 Monate nach meiner Operation relativ gut. Bisher wurden keine Metastasen im Körper festgestellt. Ich halte die vorgeschriebenen Medikationen, nach genauer Vorgabe der Ärzte ein. Seien es Tabletten, oder Anweisungen, Untersuchungen, und Tumormarker.

Es gibt etwas, was ich bedauere: Es ist schade, dass wir nicht mehr, wie früher reisen können. Aber ich plane für 2024 mindestens einen Besuch bei meinem Bruder in Stralsund, und wenn wir uns dann, je nachdem, wie fit wir uns fühlen, wollen wir die eine oder andere Städtefahrt, Kreuzfahrt oder auch eine andere Reise unternehmen.

Zum Trost sehen wir uns bis dahin gerne Kulturfilme von Reisen an. Wenn wir im Fernsehen dann einen Ort sehen, den wir früher schon bereist hatten, freuten wir uns darüber und sagen:

Da waren wir auch schon.

Dann fallen uns immer wieder einige Anekdoten aus der Zeit mit Campingfreunden ein. Das befreit uns sofort von irgendwelchen negativen Gedanken. Wir stehen nach wie vor, positiv zum Leben. Egal was auch geschehen wird, wenn wir gefallen sind, stehen wir wieder auf.

Zum Schluss bleibt uns noch ein Trost:

Es gibt immer noch Schlimmeres!

* * *

Meine Frau und ich hatten vor ihrer ersten Krebserkrankung schon das Glück, gemeinsam an einem Seminar zur Personenbildung teilzunehmen. Daraus konnten wir einige wichtige Erkenntnisse für unsere Zukunft ziehen und auch umsetzen.

Dazu gehörten als erstes: gegenseitiges Verständnis und Aufeinander zugehen. Jetzt erst, 40 Jahren nach dem Seminar zahlt sich für uns so richtig aus, wenn wir es verwenden. Vor allem, wenn nun bei Rentnern im höheren Alter eine Langeweile entsteht, und dazu keine Bereitschaft sich zu betätigen.

O.K., ich beschäftige mich intensiv mit Bücher schreiben. Egal, ob es beim Leser gut oder schlecht herüberkommt. Ich schreibe es ja in erster Linie für mich, und erwarte deshalb auch kein Vermögen damit zu verdienen. Aber es ist sehr wichtig: dass ich mir immer die Zeit nehme, um mit meiner Frau irgendein Spiel fast jeden Tag zu tätigen. Inzwischen sind wir 55 Jahre verheiratet, und ich behaupte, dass ein gegenseitiges Verständnis uns dazu gebracht hat.

Dazu jetzt noch meine kleinen Tipps:
Beschäftige dich und einem Partner mit allen Spielen, die du irgendwie auftreiben kannst. Wenn du alleine sein solltest, und Freunde oder gute Bekannte hast, veranstaltet doch wechselweise Spielabende, so zum Beispiel: mit Rummy Cup, Triominos, Halma oder andere Brettspiele. Kartenspiel gibt es in Unmengen, wie Uno, Skip.Bo, Skat. Es gibt viele Möglichkeiten sich zu beschäftigen. Wichtig ist, dass du oder Ihr nicht alleine seid und langsam verbittert. Außerdem helfen solche Spiele das Gehirn auf Trab zu halten.

**Egal was dir passieren sollte,
denke immer nur positiv und behalte stets den Humor,
und dein Leben wird dadurch viel einfacher!**

Aus dem Grunde gebe ich den Patienten, die ähnliche Erkrankungen bekommen haben, diesen Rat:

Egal welche Probleme du hast, sei nie ungeduldig. Warte in Ruhe zuerst die Diagnose der Ärzte ab, und lass dich danach entsprechend behandeln.

Glaube fest an dich, und das Wichtigste ist: Verzweifle nie, und denke stets positiv in die Zukunft.

Ende

***

Bisher sind erschienen:

Nach Krieg und Wende Roman

Die Erzählung beschreibt in mehreren Etappen das Leben von Werner Krüger während der Zeiten von 1942 bis 1998. Sie beginnt mit der Kindheit und seiner Jugendzeit bis zum Ende des 2. Weltkrieges, danach mit der Nachkriegszeit. Es klärt über das Geschäfts- und Privatleben in fünfzig Jahren auf und über die Vereinigung und Entwicklung der beiden deutschen Staaten. Ein schwerer Autounfall und eine Familienfeier in Ostberlin verändern von heute auf morgen plötzlich seine Lebensplanung. Er versucht seinen Aufstieg vom Schauwerbegestalter zum skrupellosen Multimillionär zu rechtfertigen. Die Zusammenarbeit mit einer Seilschaft der DDR vor, und nach der Vereinigung, und dazu noch der Handel mit asiatischen Firmen brachten ihm den erwünschten Erfolg.

Er hatte nur ein Ziel vor Augen: ***Reich werden!***
Begleitende Erzählung zur Zeitwende.

Bis zum Spätherbst 1989, existierten die beiden deutschen Staaten schon vierzig Jahre neben- und gegeneinander. Voraussichtlich würde es für immer so bleiben. Weder die Bürger in BRD und DDR noch Politiker glaubten ernsthaft an den Fall der Mauer und eine baldige Vereinigung. Wie zu allen Zeiten wurden die Bürger von den Politikern hinters Licht geführt. Neben offiziellen Erklärungen der Regierungen gab es neben geheimen Absprachen auch verschwiegene Zahlungen an die DDR. Diese Alleingänge von Politikern der Regierungen und Oppositionen wurden nachträglich zum *Wohle* des Deutschen Volkes gerechtfertigt und als notwendig hingestellt. Ohne jeden Skrupel agierten einige der westdeutschen Unternehmen zum eigenen Vorteil. Selbst das Material zum Bau der Mauer, Beton und Stacheldraht wurde von West- Firmen in die DDR geliefert. Nach der Vereinigung half immer noch Vitamin B. in DDR- Seilschaften zu unredlichen, Geschäften und illegalen Wertschöpfungen mit der Treuhand. So liefen zu dieser Zeit ein großer Teil der realen und kriminellen Geschäfte international ab.

Mallorca Tribunal Kriminalroman

Nach dem heftigen Streit mit ihrem Freund Ronnie, verlässt Andrea verärgert die populäre Diskothek in Dortmund und läuft durch starken Regen zurück in ihre Wohnung. Eine schlaflose Nacht hilft ihr bei der

Entscheidung, ab sofort, keine Verbindung mehr zu Ronnie aufzunehmen. Kurz entschlossen plant Sie eine siebentägige Lastminute- Reise nach Mallorca. Obwohl sie keinen Kontakt zu Männern haben will, lernt sie dort Mark kennen. Er lädt sie ein, ihr die schöne Insel zu zeigen und mit seinem Ehrenwort: „Ich tue nur genau das, was du willst", überredet er sie und sie willigte nach langem Zögern ein. Der wunderbare Tag endet in einer Bodega. Nach Genuss der weißen Sangria und Andreas Trunkenheit, enden sie im Bett. Morgens wird sie mit einem Kater wach und findet zu ihrer großen Überraschung Mark, nackt neben sich. Trotz der weiteren Bemühungen von Mark, kommt es zu keinem weiteren, sexuellen Kontakt. Einen Tag später, bekommt Andrea zum Abflug ein Päckchen von Mark überreicht, mit der Bedingung, sie soll es erst im Flieger öffnen. Als sie erfreut das Päckchen öffnet, fällt ihr eine Flamenco Puppe mit der Aidsschleife auf den Boden, auf dem beigefügten Zettel steht: Willkommen im Club. Eine Stewardesse hilft ihr und überzeugt sie, wieder nach Mallorca zu fliegen um nach Mark zu suchen. Eine elende Zeit beginnt mit ihren Recherchen auf Mallorca und dem Treffen mit den möglichen, ebenfalls geschädigten Frauen. Sie verbünden sich zu einem Mallorca Tribunal und wollen sich an Mark rächen.

Adrian Metz Krimi - Band 1:
Auszeit auf Bali
Kriminalroman

Cecilla erklärte ihren Eltern, dass sie keine Lust mehr auf das Studium hat, und bricht die Lehramts-Ausbildung ab. Sie besucht Birgit auf Bali, eine ehemalige Klassenkameradin, die dort in einem Villa Luxus Resort als Hausdame tätig ist. Als es nach einigen Wochen keinen Kontakt zwischen Cecilla und ihren Eltern gibt, fliegt Bjarne, ihr besorgter Vater nach Bali. Birgit bot Bjarne an, während seines Aufenthalts als Gast in ihrer Villa zu schlafen. Dabei kam es zu Erinnerungen aus vergangener Zeit und sie schlafen miteinander. Vom Hotel aus, macht er sich auf die Suche nach seiner Tochter. Auf der Polizeistation von Kuta trifft Bjarne den Austausch-LKA Beamten, KHK Adrian Metz. Der hat ein ähnliches Schicksal wie Bjarne zu ertragen: Auch seine Tochter verschwand plötzlich und sie suchen gemeinsam nach ihren Töchtern. Bjarne macht eine schmerzhafte, körperliche Erfahrung mit Gangstern, die entscheidend am Verschwinden von Cecilla und Marion beteiligt waren. Können Bjarne und Adrian ihre Töchter finden?

Adrian Metz Krimi - Band 2:
N 340
Kriminalroman

Auf der Länge von hundert Kilometern wurden in Spanien, drei Frauen neben der wichtigen carretera nacional (Nationalstraße N 340) ermordet. Und es werden zusätzlich zwei junge Frauen vermisst. Ein Jahr zuvor wurde Adrian Metz von einem Offizier der spanischen Guardia Civil, von seinem Einsatz in Valencia, unbegründet zum BKA nach Deutschland zurückgeschickt. Die besagten drei Frauen wurden beim damaligen Einsatz ermordet. Plötzlich fordert ein anderer Mitarbeiter der GEO, Adrian Metz zur persönlichen Unterstützung an. Er soll dieses Mal in einem neuen Fall, in der Stadt Castellón de la Plana ermitteln. Nachdem Adrian seinen Einsatz auf Bali erfolgreich beendet hatte (Roman "*Auszeit auf Bali*"), könnte dieser neue Fall eventuell im unmittelbaren Zusammenhang zu Vorgängen des Vorjahres in Valencia stehen. Als Verstärkung wird ihm seine neue Kollegin, KOK Myriam Bruhn, beim ersten Einsatz als Profilerin und Analytikerin beistehen. Dabei geraten sie in Verwicklungen der örtlichen Polizei und müssen Probleme bewältigen, mit denen sie nicht rechnen konnten.

Adrian Metz Krimi - Band 3: Schneegänse
Kriminalroman

Nach dem kurzen, aber erfolgreichen Einsatz in Castellon de la Plana in Spanien, bekamen Adrian Metz und Myriam Bruhn einen wichtigen Auftrag in

Frankreich. An den Stränden der Cote de Azur, im Umfeld der Stadt Antibes Juan-les-Pins wurden in einem Umkreis von 50 km und innerhalb der letzten zwei Jahre, Leichen und Reste von verstümmelten, jungen Frauen angespült. Vor wenigen Wochen schien die junge Commissaire divisionnaire de police von der Polizeistation in Antibes, Nicole Denise Bastian-Bach überfordert zu sein. Endlich führt ein erster Verdacht zu einer Quelle ins Darknet. Um in der Sache Fortschritt in zu erzielen, bat sie die Interpolzentrale in Lyon um schnelle Hilfe. Deshalb werden Myriam und Adrian, die sich schon auf halben Rückweg zum BKA Wiesbaden befanden, von ihrem Chef Klaus Wolffe von Millot direkt nach Antibes umgeleitet. Können sie wohl in ihrer gewohnt, akribischen Arbeit, die Drahtzieher dieser mysteriösen Morde mit der neu gebildeten **SoKo** *Schneegänse* aufspüren und den Fall klären?

Adrian Metz Krimi- Band 4
Finale in La Rochelle   Kriminalroman

Eigentlich glaubte Adrian Metz, dass er nach dem Einsatz mit seiner Kollegin Myriam Bruhn und Nico Bastian- Bach von der Police in Antibes endlich genug Abstand vom Nazer Clan habe. Leider war diese Hoffnung vergeblich. Der alte Jussuf Nazer muss einige Jahre in der JVA in Werl absitzen.

Dennoch arbeitete ein Teil seines Clans an weiteren Verbrechen in Deutschland. Bevor man die beiden Söhne Osama und Mustafa des alten Jussuf aus ihrer Haft von Frankreich nach Deutschland ausliefern kann, brechen sie aus dem Hochsicherheitsgefängnis Les Baumettes, in der Nähe von Marseille aus. Die französische Polizei, versuchen gemeinsam mit dem deutschen LKA, genügend Beweise zur Ausweisung des Nazer- Clans zu sammeln, damit sie die Sippe nach dem Maghreb Abkommen an Libyen ausliefern

Warnung vor Olympus Markets - dem Internet- Betrüger Tatsachenbericht

In diesem Bericht beschreibe ich in allen Details, wie ich von der Olympus Market zunächst betrogen und anschließend von der Santander Bank nicht unterstützt wurde. Bei der VISA galt die Firma noch immer als seriös, obwohl sie im Frühjahr 2019 durch Warnungen von der BaFin # Bundesanstalt für Finanzdienstaufsicht, am 23.04.2019 und der Nationalbank der Slowakei in Bratislava als kriminell eingestuft wurden. Im August 2019 wurde von mir bei der Polizei im Ort, eine Betrugsanzeige erstellt. Bei weiteren Recherchen habe ich im Internet, mehr als dreißig, offene Posts von Betrogenen wie mir, ermittelt und zum Schluss angehängt. Ich warte auf Reaktion verschiedener Printmedien und TV Sender.

Sie können durch Publikationen weitere Betroffene warnen und vor Schäden bewahren.

Ich will nur leben! Tatsachenbericht

„Egal, was passiert, ich will nur leben!"
Verlangte meine Frau Hannelore im Februar 1997 für ihre Zukunft. Sie war noch völlig erschöpft, als sie endlich das Krankenhaus, nach einer verordneten Chemotherapie verlassen konnte. Damals konnte sie noch nicht ahnen, was alles auf sie zukommen wird. Was war mit ihr geschehen? Nach der Rückkehr von einer USA- Reise wurde Krebs bei ihr diagnostiziert. Hannelore verarbeitete es bewundernswert, mit der positiven Einstellung, von der ich in der nächsten Zeit noch viel lernen musste. Am ersten Tag war die Diagnose Krebs. Danach folgten die Therapien, mit denen sie dieser schrecklichen Krankheit trotzen soll. Nach fünf Operationen innerhalb von 23 Jahren, folgten weitere Behandlungen bis heute. Vom ersten Tag stand ich fest an ihrer Seite und werde ihr solange helfen, wie ich nur kann. Auch jetzt noch, nachdem meine Hilfe durch eigene, verschiedene Krankheiten sehr stark eingeschränkt wurde.

✳ ✳ ✳

www.ingramcontent.com/pod-product-compliance
Lightning Source LLC
Chambersburg PA
CBHW071453220526
45472CB00003B/785